Corinna Petersen-Ewert
Uta Gaidys
Joachim Westenhöfer
Johanna Buchcik
Katrin Kern

Transkulturell pflegen

Handbuch zur Schulung von Pflegefachkräften und pflegenden
Angehörigen mit Migrationshintergrund

Mit 35 Abbildungen

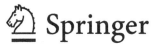

Corinna Petersen-Ewert
Hochschule für Angewandte Wissenschaften Hamburg
Hamburg, Germany

Johanna Buchcik
Hochschule für Angewandte Wissenschaften Hamburg
Hamburg, Germany

Uta Gaidys
Hochschule für Angewandte Wissenschaften Hamburg
Hamburg, Germany

Katrin Kern
Hochschule für Angewandte Wissenschaften Hamburg
Hamburg, Germany

Joachim Westenhöfer
Hochschule für Angewandte Wissenschaften Hamburg
Hamburg, Germany

Ergänzendes Materialien finden Sie unter http://extras.springer.com

ISBN 978-3-662-54749-6   978-3-662-54750-2 (eBook)
https://doi.org/10.1007/978-3-662-54750-2

Die Deutsche Nationalbibliothek verzeichnet diese Publikation in der Deutschen Nationalbibliografie; detaillierte bibliografische Daten sind im Internet über http://dnb.d-nb.de abrufbar.

Springer
© Springer-Verlag GmbH Deutschland 2018

Umschlaggestaltung: deblik Berlin
Fotonachweis Umschlag: © annasunny/stock.adobe.com

Gedruckt auf säurefreiem und chlorfrei gebleichtem Papier

Springer ist Teil von Springer Nature
Die eingetragene Gesellschaft ist Springer-Verlag GmbH, DE
Die Anschrift der Gesellschaft ist: Heidelberger Platz 3, 14197 Berlin, Germany

Vorwort

Das vorliegende Handbuch entstand im Rahmen des vom Bundesministerium für Bildung und Forschung (BMBF) geförderten Projekts mit dem Titel »Kultursensible Versorgungsbedarfe identifizieren und Chancen nutzen – Qualifizierung und Unterstützung von pflegenden Angehörigen mit Migrationshintergrund und Pflegefachkräften (KURVE)«.

Menschen mit Migrationshintergrund stellen inzwischen einen erheblichen Anteil der Bevölkerung in Deutschland dar. Diese Menschen werden – wie alle anderen – älter und mit dem Alter steigt die Wahrscheinlichkeit, pflegebedürftig zu werden. Häufig wird dieser Pflegebedarf durch die Familie abgedeckt, aber manchmal ist auch die pflegerische Unterstützung durch professionelle Fachkräfte erforderlich.

Ausgangspunkt unseres Projekts war die Überlegung, dass pflegenden Angehörigen oft die Kenntnisse und Fertigkeiten zur Bewältigung ihrer pflegerischen Tätigkeit fehlen. Für pflegende Angehörige mit Migrationshintergrund ist der Zugang zu solchen Kenntnissen und Fertigkeiten aus verschiedenen Gründen besonders schwierig. Zusätzlich fehlen professionell Pflegenden oft transkulturelle Kompetenzen, um mit den besonderen kulturellen und psychosozialen Gegebenheiten der zu Pflegenden und ihrer Familien angemessen und hilfreich umzugehen.

Im Verlauf des Projekts erhielten wir die Möglichkeit, pflegende Angehörige mit Migrationshintergrund zu interviewen. Sie berichteten uns aus ihrem Alltag als Pflegende. Uns beeindruckten ihre Offenheit sowie die vielfältigen Ressourcen, die es ihnen ermöglichen, die umfassenden Tätigkeiten pflegender Angehöriger zu bewältigen. In den Gesprächen konnten wir viel darüber erfahren, wie Schulungen für pflegende Angehörige mit Migrationshintergrund gestaltet sein sollten und welche Inhalte wünschenswert und hilfreich wären.

Von den Angehörigen lernten wir viel über ihre Erfahrungen und Bedürfnisse in der Zusammenarbeit mit den professionellen Unterstützungsangeboten der Gesundheitsberufe. Basierend auf diesen Interviews, gestützt durch eine Literaturanalyse und durch die systematische Auswertung der Erfahrungen diverser Experten aus der Praxis, entstanden zwei Schulungskonzepte, die in diesem Buch dargestellt werden:
- eine Schulung für pflegende Angehörige mit Migrationshintergrund und
- eine Schulung zur Förderung transkultureller Kompetenz für professionell Handelnde der Gesundheitsberufe.

Die Schulungen für professionell Handelnde der Gesundheitsberufe konnten in einer Pilotphase erstmalig in Bremen und Hamburg getestet werden. Mit den Teilnehmern wurden Inhalte, Didaktik und Durchführung der Schulung evaluiert und überarbeitet. Die Rückmeldung zeigt die hohe Bedeutung der Inhalte für die tägliche Praxis. Die Teilnehmer bestätigen einen großen Zugewinn an Sicherheit und Kompetenz in der Arbeit mit pflegenden Angehörigen mit Migrationshintergrund durch die Schulung.

Die Schulung für pflegende Angehörige wurde in unterschiedlichen Kulturtreffpunkten in Hamburg durchgeführt und ebenfalls evaluiert.

Der Austausch mit den pflegenden Angehörigen und den Teilnehmern aus den Gesundheits-professionen war bereichernd und anregend. Unsere Erfahrungen, und daraus resultierende Tipps für die praktische Umsetzung, sind in dieses Handbuch geflossen. Eine wesentliche Erkenntnis war, dass derartige Schulungen keinesfalls nur unidirektionaler Wissenstransfer sind, sondern vielmehr eine lebendige Begegnung, die einen Austausch ermöglichen sollte. Und so wünschen wir allen Kursleitungen bzw. Schulungsleitungen einen lebhaften Austausch und ein gutes Gelingen für die Schulungen.

Wir danken den pflegenden Angehörigen, die uns ihr Vertrauen und ihre häufig knappe Zeit zur Verfügung gestellt haben, damit wir einen Einblick in ihre Lebenswelt gewinnen konnten. Den Teilnehmern und Teilnehmerinnen aus den Gesundheitsberufen, die uns an ihren beruf-lichen Alltagssituationen haben teilnehmen lassen und die Schulungen auf den Prüfstand gestellt haben, gilt ebenfalls unser großer Dank. Auch bei unseren Kooperationspartnern,

- AOK Rheinland/Hamburg,
- Hamburger Angehörigenschule gGmbH im Diakonischen Werk Hamburg,
- Polnische katholische Mission Hamburg (pmk),
- Türkische Gemeinde Hamburg und Umgebung e.V. (TGH),
- Universität Bremen, Institut für Public Health und Pflegemanagement (ipp),

die mit ihrer Unterstützung zu einem Gelingen des Projekts und zu diesem Buch beigetragen haben, möchten wir uns ganz herzlich bedanken.

Es ist uns bewusst, dass sowohl professionell Pflegende als auch pflegende Angehörige, mit und ohne Migrationshintergrund, zurzeit überwiegend weiblich sind. Ausschließlich zum Zwecke der besseren Lesbarkeit wurde im vorliegenden Buch auf die unterschiedliche ge-schlechtspezifische Schreibweise verzichtet.

Corinna Petersen-Ewert, Johanna Buchcik, Katrin Kern,
Joachim Westenhöfer und Uta Gaidys
Juli 2017

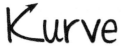

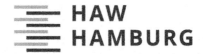

GEFÖRDERT VOM

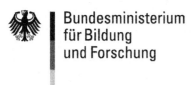

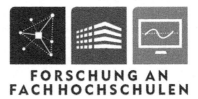

Über die Autoren

Prof. Dr. phil. habil. **Corinna Petersen-Ewert**, Diplompsychologin, war nach dem Psychologiestudium an den Universitäten Mainz und Hamburg von 1994 bis 2000 wissenschaftliche Mitarbeiterin am Institut für Medizinische Psychologie des Universitätskrankenhauses Hamburg-Eppendorf. 2008 hat sie sich für Medizinische und Klinische Psychologie habilitiert. Seit 2009 ist Frau Petersen-Ewert Professorin für Gesundheits- und Sozialwissenschaften an der Hochschule für Angewandte Wissenschaften Hamburg (HAW Hamburg) im Department Pflege und Management. Des Weiteren ist sie seit 2013 Vorsitzende der Hamburgischen Arbeitsgemeinschaft für Gesundheitsförderung. Ihre Arbeitsschwerpunkte umfassen Entwicklung und Evaluation von gesundheitsförderlichen Maßnahmen, die Messung subjektiver Outcomeparameter, chronische Erkrankungen und Interdisziplinarität in der Gesundheitsversorgung. Sie hat bisher zahlreiche Publikationen in nationalen und internationalen Fachzeitschriften zu diesen Themen verfasst.

Prof. Dr. phil. **Uta Gaidys**, Krankenschwester und Diplompflegepädagogin, hat nach dem Studium der Pflegepädagogik an der Humboldt-Universität und Pflegewissenschaft an der Glasgow Caledonian University als Pflegepädagogin an pflegerischen Bildungseinrichtungen gearbeitet. 1998 wurde sie von Glasgow Caledonian University promoviert. Von 2005 bis 2008 war sie wissenschaftliche Mitarbeiterin Universitätsklinikum Schleswig-Holstein. Seit 2008 ist Frau Gaidys Professorin für Pflegewissenschaft an der Hochschule für Angewandte Wissenschaften Hamburg (HAW Hamburg) im Department Pflege und Management. Sie forscht zu chronischen Erkrankungen und pflegerischer Versorgung. Ihre Expertise liegt unter anderem in der Weiterentwicklung des pflegerischen Handlungsfelds und in der methodischen Instrumentenentwicklung. Ihre Erfahrungen im Bereich der Integration von chronischen Erkrankungen in den Lebensalltag und ihre internationale Bildungs- und Qualifizierungsforschung im Bereich der Pflege fließen in ihre Lehr- und Forschungstätigkeiten ein. Frau Gaidys hat bisher zahlreiche Publikationen in nationalen und internationalen Fachzeitschriften zu diesen Themen verfasst.

Prof. Dr. rer. nat. **Joachim Westenhöfer**, Diplompychologe, war nach dem Psychologiestudium an der Universität Göttingen von 1986 bis 1995 wissenschaftlicher Angestellter an der Ernährungspsychologischen Forschungsstelle der Universität Göttingen. Seit 1995 ist er Professor für Ernährungs- und Gesundheitspsychologie an der Hochschule für Angewandte Wissenschaften Hamburg (HAW Hamburg). Er ist Mitglied der Leitung des Competence Center Gesundheit der HAW Hamburg und Sprecher des Forschungsschwerpunkts Public Health. Seine Arbeits- und Forschungsschwerpunkte sind Entstehung und Therapie von Essstörungen und Adipositas, Entwicklung und Evaluation von Maßnahmen der Gesundheitsförderung und Prävention, Entwicklung und Evaluation von Schulungsprogrammen. Hieraus resultieren mehr über 170 Publikationen.

Dr. **Johanna Buchcik** hat Ökotrophologie (B.Sc.) und Public Health (M.Sc.) an der Christian-Albrechts-Universität zu Kiel und der Hochschule Fulda studiert. Nach ihrem Bachelorstudium begleitete sie während eines mehrmonatigen Forschungsaufenthalts in Kamerun eine Studie zu den kulturellen Hintergründen des Wildfleischkonsums. Seit 2011 arbeitet sie als wissenschaftliche Mitarbeiterin an der Hochschule für Angewandte Wissenschaften Hamburg (HAW Hamburg) und hat 2015 ihren Ph.D. an der University of the West of Scotland (UWS) gemacht. Sie beschäftigt sich mit der Gesundheit und der gesundheitsbezogenen Lebensqualität von Migranten. Ihre Arbeitsschwerpunkte beinhalten quantitative Forschungsmethoden, Gesundheitsförderung und die Erarbeitung und Implementierung gesundheitsförderlicher Interventionen für vulnerable Gruppen. Sie lehrt zudem u. a. die Module Statistik und Public Health Nutrition am Department Life Sciences der HAW Hamburg.

Katrin Kern B.A. hat das Duale Studium Pflege an der Hochschule für Angewandte Wissenschaften Hamburg (HAW Hamburg) absolviert. Von 2013 bis 2017 arbeitete sie dort als wissenschaftliche Mitarbeiterin. Ihre Forschungsschwerpunkte sind pflegende Angehörige und die Vereinbarkeit von Pflege und Erwerbstätigkeit. Zurzeit schließt sie ihr Masterstudium Pflege ab. Als Gesundheits- und Krankenpflegerin arbeitet sie in unterschiedlichen pflegerischen Handlungsfeldern, insbesondere in der ambulanten Pflege sowie im Hospiz. Als Dozentin ist sie in der Weiterbildung von professionell Pflegenden sowie der Schulung von pflegenden Angehörigen tätig.

Inhaltsverzeichnis

III   Schulung für pflegende Angehörige mit Migrationshintergrund

Zusatzmaterialien im Internet auf Springer Extras

Unter http://extras.springer.com finden Sie nach Eingabe der ISBN 978-3-662-54749-6 die folgenden Dateien:

- 01_Modul 1_Geschichte der Migration in Deutschland
- 02_Modul 1_Situation pflegender Angehöriger
- 03_Modul 1_Transkulturelle Kompetenz
- 04_Modul 2_Rahmenbedingungen Finanzierung und Beratung
- 05_Modul 4_Rollenbilder in der professionellen Pflege
- 06_Modul 1_Entlastungsangebote
- 07_Modul 1_Netzwerkbildung
- 08_Modul 1_Vereinbarkeit von Familie, Pflege und Beruf
- 09_Modul 2_Rahmenbedingungen Finanzierung und Beratung
- 10_Modul 3_Diabetes mellitus Typ 2
- 11_Modul 3_Demenz
- 11_Modul 3_Depression
- 13_Modul 4_Inkontinenz
- 14_Modul 4_Lagerung und Transfer
- 15_Modul 4_Sturzpraevention

- A1_Zertifikat für die Teilnahme an der Schulung für professionell Pflegende
- A2_Evaluationsbogen vor Beginn der Schulung für professionell Pflegende
- A3_Evaluationsbogen nach jedem Schulungstermin für professionell Pflegende
- A4_Quiz_Geschichte der Migration in Deutschland
- A5_Loesungsbogen_Quiz_Geschichte der Migration
- A6_Quiz Situation pflegender Angehoeriger
- A7_Anhang_Loesungsbogen_Quiz_Situation pflegende Angehoerige
- A8_Checkliste »Pflegeanamnese«
- A9_Evaluationsbogen vor Beginn der Schulung fuer pflegende Angehoerige
- A10_Evaluationsbogen nach jedem Schulungstermin fuer pflegende Angehoerige
- A11_Evaluationsbogen zum Ende der Schulung fuer pflegende Angehoerige

Einführung

Das Projekt »KURVE«

© Springer-Verlag GmbH Deutschland 2018
C. Petersen-Ewert et al., *Transkulturell pflegen*
DOI 10.1007/978-3-662-54750-2_1

Im Jahr 2013 wurde an der Hochschule für Angewandte Wissenschaften Hamburg ein vom Bundesministerium für Bildung und Forschung (BMBF) gefördertes Projekt mit dem Titel »Kultursensible Versorgungsbedarfe identifizieren und Chancen nutzen – Qualifizierung und Unterstützung von pflegenden Angehörigen mit Migrationshintergrund und Pflegefachkräften (KURVE)« begonnen. An der Hochschule für Angewandte Wissenschaften Hamburg (Departments Pflege und Management und Gesundheitswissenschaften) wurden Schulungskonzepte für professionell Pflegende und pflegende Angehörige mit Migrationshintergrund entwickelt und umgesetzt.

Das Projekt richtete sich an professionell Pflegende, die pflegebedürftige Menschen mit Migrationshintergrund versorgen. Ziel des Projekts war es, kultursensible Kompetenzen zu identifizieren, die es professionellen Pflegenden ermöglichen, optimal auf kulturspezifische Bedarfe eingehen zu können. Professionell Pflegende sollten pflegende Angehörige kultursensibel zu pflegerischen Tätigkeiten und der Prävention ihrer eigenen Gesundheit schulen können.

Das Projekt richtete sich weiterhin an pflegende Angehörige mit türkischem oder polnischem Migrationshintergrund, die ältere pflegebedürftige Menschen in der Häuslichkeit versorgen. Ziel des Projekts war es, die häusliche Pflegesituation für pflegende Angehörige und Pflegebedürftige zu verbessern. Eine Erweiterung der pflegerischen Kompetenzen und damit einhergehende Verbesserung der pflegerischen Versorgung wurden fokussiert. Die Lebensqualität für pflegende Angehörige und Pflegebedürftige sollte verbessert werden.

Das Projekt wurde mit der Unterstützung folgender Kooperationspartner umsetzt:
- Polnische katholische Mission Hamburg (pmk)
- Türkische Gemeinde Hamburg und Umgebung e.V. (TGH)
- AOK Rheinland/Hamburg
- Hamburger Angehörigenschule gGmbH im Diakonischen Werk Hamburg
- Universität Bremen, Institut für Public Health und Pflegemanagement (ipp)

1.1   Theoretischer Hintergrund

Der Anteil von Menschen über 65 Jahre wird sich deutlich von 20% im Jahr 2008 auf 34% im Jahr 2060 erhöhen (Statistisches Bundesamt, 2015). Daher ist zu erwarten, dass der Bedarf an pflegerischer Versorgung für ältere Menschen zukünftig zunehmen wird.

Nach Angaben des statistischen Bundesamtes lebten im Jahr 2014 in Deutschland 16,4 Millionen Menschen mit einem Migrationshintergrund. Dies entspricht einem Anteil von 20% an der Gesamtbevölkerung (Statistisches Bundesamt, 2016). Die in Deutschland lebenden Menschen mit Migrationshintergrund kommen laut des Bundesamtes für Migration und Flüchtlinge (2015) vor allem aus der Türkei (15,9%)

und aus Polen (8%). Im Jahr 2014 war laut des Statistischen Bundesamtes (2016) der Anteil der Bevölkerung mit Migrationshintergrund
am höchsten in den Stadtstaaten Bremen (29%), Hamburg (28%) und
Berlin (26%) sowie in den Flächenländern Hessen (28%), Baden-
Württemberg (27%) und Nordrhein-Westfalen (25%).

In Deutschland lebten im Jahre 2010 nach den Angaben des Mikrozensus knapp 1,5 Millionen Menschen mit Migrationshintergrund
im Alter von 65 Jahren und älter. In der Altersgruppe zwischen 55 und
65 Jahren sind Menschen mit Migrationshintergrund mit 1.538.000
gegenüber 8.482.000 ohne Migrationshintergrund sehr viel häufiger
vertreten (Statistisches Bundesamt, 2011). Im Zeitraum von 2005 bis
2025 ist in Hamburg mit einer Verdopplung der Menschen über
55 Jahre mit Migrationshintergrund zu rechnen (Freie und Hansestadt
Hamburg, 2012). Aufgrund der zunehmenden Zahl von älteren Menschen mit Migrationshintergrund und der gesundheitlichen
Belastungen dieser Zielgruppe, die besonders auf das Arbeitsleben
zurückzuführen sind, wächst ebenfalls der Pflegebedarf dieser Gruppe
(Robert Koch-Institut, 2008). Daraus folgt, dass die pflegerische
Versorgung in den kommenden Jahren voraussichtlich erheblich
bedeutender sein wird und die Nachfrage nach bedarfsgerecht qualifizierten Pflegekräften steigt. Somit ist es wichtig, sprachliche und
kulturelle Kompetenzen der professionell Pflegenden zu fördern, um
einer transkulturellen Sensibilisierung in der Pflege und einer adäqua-
ten Betreuung gerecht zu werden. Im Jahr 2009 lebten in Deutschland
etwa 192.000 pflegebedürftige Personen mit Migrationshintergrund.
Dies entspricht einem Anteil an allen Pflegebedürftigen von 8%
(BAMF, 2012).

Die Bedingungen der Pflege werden sich durch den demographischen Wandel sowie die Gesundheitssituation von Migranten zukünftig verändern. Die Verfügbarkeit von Angehörigen für die Pflegeleistungen innerhalb der Familie wird abnehmen: Neben einer wach-
senden Kinderlosigkeit spielen auch die Erwerbstätigkeit von Frauen
und der Wandel in Familienstrukturen (z. B. ein erhöhter Anteil an
allein lebenden Personen) eine Rolle (HWWI, 2010; Blinkert & Klie,
2004). Besonders bedeutsam für pflegebedürftige Menschen – mit und
ohne Migrationshintergrund – ist somit die Frage, ob und inwieweit
eine Betreuung durch die eigene Familie gewährleistet sein wird, bzw.
das familiäre Pflegepotenzial durch professionelle Hilfe angemessen
ersetzt werden kann.

Ende 2002 wurden mehr als 90% aller in Privathaushalten versorgten Pflegebedürftigen von Angehörigen betreut (Infratest Sozialforschung, 2003). Ob auch zukünftig die Familie im Pflegefall die Betreuung übernehmen kann, ist fraglich (Blinkert & Klie, 2008). Vor allem
Familien mit Migrationshintergrund können aufgrund der oftmals
fehlenden Nähe von Angehörigen, die z.B. noch im Heimatland leben,
nicht immer auf diese Ressource zurückgreifen (Robert Koch-Institut,
2008). Für die Pflegedienstleister bedeutet dies, dass sie zunehmend
die Rolle der Familien übernehmen und die Pflegebedürftigen mit

Migrationshintergrund versorgen werden. Pflegedienstleister, die frühzeitig dazu beitragen, die transkulturellen Kompetenzen ihrer Mitarbeiter zu vertiefen, können einen bedeutsamen Beitrag zur pflegerischen Versorgung sowie zur Schulung und Beratung pflegender Angehöriger mit Migrationshintergrund leisten.

> **Tipp**
>
> Weitere Hinweise zum Projekt **KURVE:** »Kultursensible Versorgungsbedarfe identifizieren und Chancen nutzen – Qualifizierung und Unterstützung von pflegenden Angehörigen mit Migrationshintergrund und Pflegefachkräften sind unter www.pflegeundmigration.de erhältlich.

Literatur

BAMF – Bundesamt für Migration und Flüchtlinge (2012) Pflegebedürftigkeit und Nachfrage nach Pflegeleistungen von Migrantinnen und Migranten im demographischen Wandel. https://www.bamf.de/SharedDocs/Anlagen/DE/Publikationen/Forschungsberichte/fb12-pflegebeduerftigkeit-pflegeleistungen.pdf?__blob=publicationFile. Letzter Zugriff: 29.06.2017

Blinkert B, Klie T (2004) Solidarität in Gefahr? Pflegebereitschaft und Pflegebedarfsentwicklung im demografischen und sozialen Wandel. Vincentz Network, Hannover

Blinkert B, Klie T (2008) Soziale Ungleichheit und Pflege. Politik und Zeitgeschichte. www.bpb.de/system/files/pdf/3KYNFD.pdf. Letzter Zugriff: 29.06.2017

Buchcik J (2014) Kurve – Kultursensible Versorgungsbedürfnisse identifizieren und Chancen nutzen. In: Hamburgische Arbeitsgemeinschaft für Gesundheitsförderung e.V. (Hrsg.). Stadtpunkte Informationen zur Gesundheitsförderung. Thema Demographischer Wandel. 2: 12

BAMF – Bundesamt für Migration und Flüchtlinge (2015) Das Bundesamt in Zahlen 2015. Asyl, Migration und Integration. https://www.bamf.de/SharedDocs/Anlagen/DE/Publikationen/Broschueren/bundesamt-in-zahlen-2015.pdf?__blob=publicationFile. Letzter Zugriff: 29.06.2017

HWWI- Hamburgisches WeltWirtschaftsInstitut (2010) Berufsausbildung in der Altenpflege: Einstellungen und Potenziale bei jungen Menschen mit Migrationshintergrund in Hamburg. http://www.hwwi.org/uploads/tx_wilpubdb/HWWI_Policy_Paper_3-17.pdf. Letzter Zugriff: 29.06.2017

Infratest Sozialforschung (2003) Hilfe- und Pflegebedürftige in Privathaushalten in Deutschland 2002. Schnellbericht. München: Infratest Sozialforschung. http://www.bmfsfj.de/RedaktionBMFSFJ/Abteilung3/Pdf-Anlagen/hilfe-und-pflegebeduerftige-in-privathaushalten,property=pdf,bereich=bmfsfj,sprache=de,rwb=true.pdf. Stand: Letzter Zugriff: 29.06.2017

Petersen-Ewert C, Buchcik J, Kern K, Westenhöfer J, Gaidys U (2015) Kultursensible Versorgungsbedürfnisse identifizieren und Chancen nutzen (Kurve) – Qualifizierung und Unterstützung von pflegenden Angehörigen mit Migrationshintergrund und Pflegekräften. In: Zängl P (Hrsg) Zukunft der Pflege. 20 Jahre Norddeutsches Zentrum zur Weiterentwicklung der Pflege. Springer, Wiesbaden

Petersen-Ewert C, Buchcik J, Kern K, Westenhöfer J, Gaidys U (2016): Kultursensible Versorgungsbedürfnisse identifizieren und Chancen nutzen (Kurve) – Qualifi-

zierung und Unterstützung von pflegenden Angehörigen mit Migrationshintergrund und Pflegefachkräften. Pflegenetz.magazin 02: 16

Robert Koch-Institut (2008) Schwerpunktbericht der Gesundheitsberichterstattung
des Bundes. Migration und Gesundheit. http://www.gbe-bund.de/pdf/migra-
tion.pdf. Letzter Zugriff: 29.06.2017

Stadtpunkte Informationen zur Gesundheitsförderung. Thema Demographischer
Wandel. Ausgabe 2/November 2014,12. http://www.hag-gesundheit.de/
uploads/docs/1106.pdf. Letzter Zugriff: 29.06.2017

Statistisches Bundesamt (2015) Bevölkerung Deutschlands bis 2060. 13. koordinierte Bevölkerungsvorausberechnung. Wiesbaden. Statistisches Bundesamt.
Bevölkerung Deutschlands bis 2060. 13. koordinierte Bevölkerungsvorausberechnung. https://www.destatis.de/DE/Publikationen/Thematisch/Bevoel-
kerung/VorausberechnungBevoelkerung/BevoelkerungDeutschland2060
Presse5124204159004.pdf?__blob=publicationFile. Letzter Zugriff: 29.06.2017

Statistisches Bundesamt (2011) Bevölkerung und Erwerbstätigkeit. Bevölkerung mit
Migrationshintergrund. Ergebnisse des Mikrozensus 2010. https://www.desta-
tis.de/DE/Publikationen/Thematisch/Bevoelkerung/MigrationIntegration/
Migrationshintergrund2010220107004.pdf?__blob=publicationFile. Letzter
Zugriff: 29.06.2017

Statistisches Bundesamt (2016) Datenreport 2016. Kapitel 7 Sozialstruktur und
soziale Lagen. Auszug aus dem Datenreport 2016. https://www.destatis.de/DE/
Publikationen/Datenreport/Downloads/Datenreport2016Kap7.pdf?__blob=
publicationFile. Letzter Zugriff: 29.06.2017

Nützliche Hinweise zur Anwendung Handbuch und Schulung

© Springer-Verlag GmbH Deutschland 2018
C. Petersen-Ewert et al., *Transkulturell pflegen*
DOI 10.1007/978-3-662-54750-2_2

2

- **Hinweise zur Nutzung und Anwendung des Handbuchs für die Planung und Durchführung der Schulungen**

Die Vorbereitung, Planung und Durchführung der Schulungen lässt sich in drei Phasen einteilen (◘ Abb. 2.1). Die Phasen lassen sich sowohl für die Schulung von professionell Pflegenden als auch für die Schulung von pflegenden Angehörigen mit Migrationshintergrund (im Folgenden auch als »pflegende Angehörige« bezeichnet) anwenden.

Das vorliegende Handbuch wurde im Rahmen des KURVE-Projektes erarbeitet und die Umsetzung erprobt. Das Handbuch umfasst theoretische und praktische Informationen zu pflegerischen Themenbereichen sowie didaktische Anleitungen zur Umsetzung der Schulungsinhalte.

Das Handbuch enthält die Beschreibung einer **Schulung für professionell Pflegende** und einer **Schulung für pflegende Angehörige**. Die Schulung für professionell Pflegende hat das Ziel, die Kompetenzen professionell Pflegender insbesondere im ambulanten Pflegesetting zu erweitern. Die Pflegenden können diese Kompetenzen bei der Planung und Umsetzung der praktischen Pflege und bei der Schulung und Beratung von pflegenden Angehörigen mit Migrationshintergrund anwenden. Die Schulung für pflegende Angehörige kann als ein zusätzliches Angebot ambulanter Pflegedienstleister angeboten werden. Sie kann zu einem besseren Zugang zu Pflegebedürftigen und pflegenden Angehörigen mit Migrationshintergrund beitragen. Die pflegenden Angehörigen können darüber hinaus ihre eigenen Kompetenzen erweitern und langfristig ihre Belastungen reduzieren. Die Anwendung für beide Schulungen wird im Folgenden erläutert.

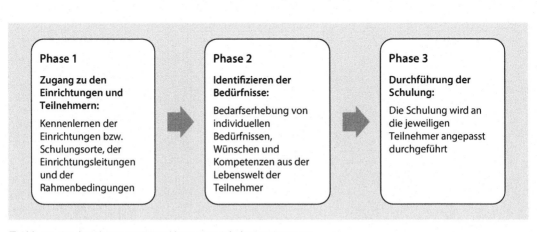

Phase 1

Zugang zu den Einrichtungen und Teilnehmern:

Kennenlernen der Einrichtungen bzw. Schulungsorte, der Einrichtungsleitungen und der Rahmenbedingungen

Phase 2

Identifizieren der Bedürfnisse:

Bedarfserhebung von individuellen Bedürfnissen, Wünschen und Kompetenzen aus der Lebenswelt der Teilnehmer

Phase 3

Durchführung der Schulung:

Die Schulung wird an die jeweiligen Teilnehmer angepasst durchgeführt

◘ **Abb. 2.1** Die drei Phasen zur Entwicklung eines Schulungsprogramms

2.1 Anwendung für die Schulung von professionell Pflegenden

Die Schulung für professionell Pflegende besteht aus **vier Modulen**:
1. Belastungen und Belastungserleben pflegender Angehöriger (▶ Kap. 3).
2. Rahmenbedingungen: Finanzierung und Beratung (▶ Kap. 4).
3. Krankheit und Krankheitsverarbeitung (▶ Kap. 5).
4. Rollenbilder in der professionellen Pflege (▶ Kap. 6).

2.1.1 Modulinhalte

Im Abschnitt Modulhandbuch für professionell Pflegende werden Inhalte vorgestellt, die mit den Teilnehmern in den einzelnen Modulen erarbeitet werden. Diese finden sich auch auf den Folien der zugehörigen Power Point Präsentationen wieder, die als Download verfügbar sind. Die Inhalte beziehen sich auf die Inhalte der Modulkapitel, sodass das Handbuch für die Planung der Durchführung einer Schulung genutzt werden kann.

In das Modul »*02_Modul 1_Situation pflegender Angehöriger*« sind umfangreiche theoretische Ausführungen integriert. Der theoretische Hintergrund dient der inhaltlichen Vorbereitung der Schulungsleitung und dem vertieften Verständnis der zugehörigen Power-Point-Präsentationen. Einige Inhalte der Module sollten von Zeit zu Zeit aktualisiert werden, da sich beispielsweise rechtliche Änderungen ergeben können. Mit Hilfe der Modulplanungen, der integrierten Materialien und der Power Point Präsentationen ist die didaktische und inhaltliche Vorbereitung der Schulungsinhalte vereinfacht.

2.1.2 Durchführung der Module

Die Module können, je nach zeitlichen Ressourcen, an drei bis vier Terminen vollständig durchgeführt werden. Inhaltliche Verknüpfungen der Module sind vorgesehen und ermöglichen eine Flexibilität bei der Planung der Termine, je nach zeitlichem Rahmen und Vorkenntnissen der Teilnehmer.

Jedes Modul sieht einen Zeitrahmen von ungefähr drei Stunden vor. Empfehlenswert ist, die Schulung für drei bis vier Termine zu planen. Zusätzliche Zeit für die Vor- und Nachbereitung muss eingeplant werden. Die Reihenfolge der Module sollte immer mit dem *Modul 1. Belastungen und Belastungserleben pflegender Angehöriger* – bestehend aus 01_Modul 1_Geschichte der Migration in Deutschland, 02_Modul 1_Situation pflegender Angehöriger und 03_Modul 1_Transkulturelle Kompetenz – beginnen. In diesen drei Modulteilen werden wesentliche Grundkenntnisse zum Verständnis für das Erleben von Pflegebedürftigen und pflegenden Angehörigen mit Migrationshintergrund thematisiert. Die weiteren Module können in ihrer Reihenfolge frei gewählt werden. Die für das jeweilige Modul benötigten Materialien (wie Laptop, Beamer, Stifte usw.) können dem Handbuch entnommen werden. Materialien im Druckformat sind als Download verfügbar. Die Schulungsleitung erhält didaktische Anleitungen zur Durchführung der Module.

Jedes Modul endet mit einer Hausaufgabe für die Teilnehmer, die am folgenden Termin vorgestellt und besprochen wird. Der Zeitraum zwischen den Modulen wird durch die Schulungsleitung und die jeweiligen Rahmenbedingungen festgelegt. Empfehlenswert ist es, mindestens eine Woche Zeit zwischen den Terminen einzuplanen, damit Gelerntes angewendet und verinnerlicht werden kann. Die Teilnehmer können dadurch weitere oder vertiefte Fragen entwickeln und haben Zeit für die Hausaufgaben.

http://extras.springer.
com/2018/978-3-662-54749-6.
A1_Zertifikat für die Teilnahme an der Schulung für professionell Pflegende

Am Ende der Schulung wird den Teilnehmern ein Zertifikat ausgehändigt (► Kap. Anhang: ► A.1_Zertifikat für die Teilnahme an der Schulung für professionell Pflegende). Einen Textbaustein für die Erstellung eines Zertifikats ist als Download verfügbar. Der Textbaustein kann in die vorhandenen, der Einrichtung entsprechend vorformatierten Zertifikate übernommen oder ganz neu als Zertifikat erstellt werden.

2.1.3 Evaluation der Schulung

Jedes Modul kann durch die Schulungsleitung in mehreren Schritten evaluiert werden.

■ **Evaluationsbogen vor Beginn der Schulung**

http://extras.springer.
com/2018/978-3-662-54749-6.
A2_Evaluationsbogen vor Beginn der Schulung für professionell Pflegende

Zur Evaluation der Schulung kann zu Beginn eine schriftliche Befragung der Teilnehmer durchgeführt werden, in der die Relevanz des Themas für den beruflichen Alltag und die selbsteingeschätzte Kompetenz erfasst wird. Die Schulungsleitung kann so frühzeitig Schwerpunkte der Schulung identifizieren, auf die besonders intensiv eingegangen werden sollte. Diese Evaluation kann entweder nach jedem Schulungstermin oder und/oder am Ende der gesamten Schulung wiederholt werden, um Veränderungen aufzuzeigen. Der *Evaluationsbogen vor Beginn der Schulung* für professionell Pflegende befindet sich im Anhang des Buches und ist als Download verfügbar (► Kap. Anhang: ► A2_Evaluationsbogen vor Beginn der Schulung für professionell Pflegende).

■ **Evaluationsbogen nach jedem Schulungstermin**

http://extras.springer.
com/2018/978-3-662-54749-6.
A.3_Evaluationsbogen nach jedem Schulungstermin für professionell Pflegende

Schulungsleitungen, die an einer differenzierten Evaluation interessiert sind, können im Anschluss an ein Modul zusätzlich eine separate schriftliche Evaluation durchführen. Der *Evaluationsbogen nach jedem Schulungstermin für professionell Pflegende* befindet sich im Anhang des Buchs und ist als Download verfügbar (► Kap. Anhang:

► A.3_Evaluationsbogen nach jedem Schulungstermin für professionell Pflegende).

Eine separate Evaluation ermöglicht eine anonyme Rückmeldung der Teilnehmer zu den Inhalten und der Didaktik der einzelnen Modulinhalte. Weiterhin können Hinweise zur Relevanz der Inhalte für die individuellen Teilnehmer und der Einschätzung der eigenen Kompetenz abgebildet werden. Dadurch können sowohl Entwicklungen über einzelne Module als auch eine Entwicklung über die gesamte Schulung abgeleitet werden. Aufgrund der Evaluation kann die Vorbereitung der nächsten Termine unterstützt werden.

▪ **Evaluation nach dem Ende der Schulung**

Wenn der Evaluationsbogen zu Beginn der Schulung ausgeteilt wurde, kann die Evaluation nach jedem Schulungstermin für professionell Pflegende mit dem Evaluationsbogen auch nach dem letzten Schulungstermin durchgeführt werden. Aus der Evaluation kann abgeleitet werden, ob sich die Einschätzung der eigenen Kompetenz der Teilnehmer, bezogen auf das Thema »Transkulturelle Kompetenzbildung von professionell Pflegenden«, durch die Schulung verändert hat. Diese Einschätzung spiegelt die Einschätzung der Teilnehmer unmittelbar zum Ende der Schulung und über den gesamten Schulungsverlauf wieder. Der Evaluationsbogen befindet sich im Anhang des Buchs und ist als Download verfügbar (► Kap. Anhang: ► A3_Evaluationsbogen nach jedem Schulungstermin für professionell Pflegende).

> **Tipp**
>
> Für Schulungsleitungen, die keine schriftliche Evaluation durchführen möchten, gibt es zwei didaktische Instrumente (»Blitzlicht« und »Hausaufgabe nach jedem Modul«), mit denen Sie eine Rückmeldung zur Durchführung der Schulung, der Schulungsinhalte und der Reflexion der Teilnehmer erhalten können. Diese Instrumente sind auch ergänzend zur schriftlichen Evaluation vorgesehen und in die Schulung integriert.

Blitzlicht Das »Blitzlicht« am Ende eines Moduls spiegelt spontane Gedanken und Emotionen der Teilnehmer direkt nach der Schulung wieder. Anhand dieser Rückmeldung können die Zufriedenheit mit der Durchführung der Schulung und die Bedeutung der Inhalte für die einzelne Teilnehmer entnommen werden. Für die Schulungsleitung ergeben sich Hinweise auf die Didaktik der Schulung (Tempo, Einsatz von Materialien, Gruppenarbeit usw.), die Inhalte der Schulung (offenen Fragen, Verständnislücken, besondere Interessen usw.) und die Reflexion (ist das Vermittelte nachvollziehbar, welche Relevanz besteht für mein Arbeitsfeld usw.) der Teilnehmer. Anhand des Blitzlichts wird das nächste Modul vorbereitet und geplant. Eventuell ist eine Wiederholung einzelner Inhalte oder eine Anpassung der geplanten Didaktik sinnvoll.

Hausaufgabe nach jedem Modul Jedes Modul sieht eine Hausaufgabe vor, die an die Modulinhalte anknüpft und einen Transfer der theoretischen und reflexiven Inhalte in die Praxis unterstützt. Während der Durchführung der Hausaufgabe werden bedeutsame Inhalte vertieft und reflektiert. Die Teilnehmer berichten an dem folgenden Termin von ihren Erfahrungen und Erkenntnissen. Dabei ist es für die Schulungsleitung möglich zu erfahren, ob die Teilnehmer durch die Teilnahme an der Schulung profitiert haben.

2.2   Durchführung der einzelnen Module

Die einzelnen Modulplanungen sind zu Beginn der ▶ Sektion II in ▶ Modulübersicht für professionell Pflegende beschrieben.

Jedes Modul ist in mehrere inhaltlich aufeinander bezogene Modulinhalte unterteilt. Vor der Durchführung eines Moduls bzw. eines Modulinhalts ist es sinnvoll, sich mit dem Aufbau der Schulungen vertraut zu machen. Dieser Aufbau findet sich in jedem Modul wieder.

2.2.1   Modulübersicht

Vor jeder inhaltlichen Modulplanung findet sich eine Gesamtübersicht der geplanten Modulinhalte. Diese gibt eine schnelle visuelle Übersicht über Lernziele, Meilensteine sowie benötigte Materialien der einzelnen Modulinhalte.

2.2.2   Modulinhalte als tabellarische Übersicht

Eine tabellarische Übersicht zu Beginn der jeweiligen Kapitel vermittelt einen Überblick über den Ablauf der Schulung für die einzelnen Modulinhalte. Sie eignet sich gut zur gezielten Vorbereitung. Während der Durchführung kann die Übersicht durch die Schulungsleitung als Ablaufplan genutzt werden. Die Übersicht gliedert sich in inhaltliche, zeitliche und didaktische Hinweise sowie Angaben zu benötigten Materialien. Die tabellarische Übersicht dient der Ergänzung der ausführlichen Modulplanungen, die jeweils im Anschluss an die Übersicht erläutert werden. Aus der Tabelle wird deutlich, welche Inhalte in diesem Modulinhalt vermittelt werden sollen. Dabei wird auch auf die geplante Methode – Fallbeispiel, Recherche, Textarbeit usw. – eingegangen. Anhand der tabellarischen Übersicht der Modulinhalte kann sich die Schulungsleitung inhaltlich und didaktisch auf die Schulung vorbereiten und sich vor der Durchführung der Schulung gegebenenfalls noch mit den einzelnen Methoden oder theoretischen Inhalten vertraut machen. Die zeitlichen Angaben dienen als Orientierung und können nach Gruppengröße und Bedarfen der Teilnehmer variieren.

2.2.3　Modulübersicht als ausführliche Modulplanung

Alle Modulinhalte gliedern sich in die gleichen Bausteine: Zielsetzung, theoretisches Wissen, Übungen, Reflexion, Hausaufgabe. Die ausführliche Modulübersicht dient der umfassenden inhaltlichen und didaktischen Vorbereitung der Schulungsleitung auf die Modulinhalte. Anschließend ist die Schulungsleitung in der Lage, selbstständig die Schulung vorzubereiten und durchzuführen. Wie diese Bausteine für die Schulung genutzt werden, wird im Folgenden erläutert.

- **Definition der Lernziele**

Zu jedem Modulinhalt werden individuelle Lernziele formuliert. Anhand dieser Lernziele wird der Fokus des Modulinhalts konkretisiert. Der rote Faden wird verdeutlicht. Die Bausteine des Moduls können in ihrer Bedeutung zum Lernziel nachvollzogen werden. Die Lernziele sind stets komplex und beinhalten eine Sachebene (konkretes Wissen), Handlungskompetenzen und Reflexionsinhalte. Durch das Blitzlicht am Ende eines Moduls kann das Erreichen der Lernziele in einem ersten Schritt überprüft werden.

- **Theoretisches Wissen**

Der Baustein »theoretisches Wissen« führt in der Regel in den Modulinhalt ein. Über eine Power-Point-Präsentation, oder andere geeignete Methoden, wird ein gemeinsamer Einstieg in den Modulinhalt ermöglicht. Wichtige theoretische Kenntnisse werden vermittelt und stehen somit als Basis für die Modulerarbeitung allen Teilnehmern zur Verfügung. Das theoretische Wissen ist so ausgewählt und vorbereitet, dass relevante Fakten vermittelt werden und Neugier auf das Thema des Moduls erzeugt wird.

- **Übungen**

Die praktischen Übungen sollen den Teilnehmer ermöglichen, sich selbst Kenntnisse und Erfahrungen zu den Modulinhalten anzueignen. In der Gruppe stellen sie beispielsweise Erfahrungen der pflegenden Angehörigen mit Migrationshintergrund bei der Recherche von Entlastungsangeboten nach. Durch die Übungen sollen die theoretischen Kenntnisse durch praktische Erfahrungen erweitert werden. Praktische Übungen können auch Gruppenarbeiten mit Reflexionsinhalten sein. Die gewonnen Erfahrungen und Kompetenzen sollen anschließend in die praktische Arbeit einfließen. Eine erste Praxisübung stellt hierbei die Hausaufgabe dar.

- **Reflexion**

Modulinhalte, die durch Reflexionsaufgaben bearbeitet werden, zielen auf die Bewusstwerdung und gegebenenfalls Veränderung von Denk- und Handlungsmustern in der Praxis. Die Reflexionsübung steht immer in Bezug zu den anderen Modulbausteinen. Damit wird sie durch theoretisches Wissen und praktische Übungen begleitet. Je nach didaktischem Vorgehen steht die Reflexionsübung am Anfang der Modulplanung oder in deren Verlauf.

■ **Hausaufgabe**

Die Hausaufgabe dient der Vertiefung der Modulinhalte in der beruflichen Praxis. Die Teilnehmer machen erste Erfahrungen in der Verknüpfung von theoretischem Wissen und praktischen Kenntnissen in der täglichen Praxis. Im Unterschied zu der Übungssituation in der Schulungszeit, findet an dieser Stelle ein Transfer auf die konkrete Situation statt. Die Teilnehmer können ihre reflexiven Fähigkeiten anwenden und vertiefen und das Gelernte an der konkreten Situation überprüfen. Anschließend lassen sie die Gruppe beim nächsten Termin an diesem Schritt teilnehmen. Die Hausaufgabe dient somit auch der Überprüfung der Schulungseffekte durch die Schulungsleitung.

2.2.4 Rahmenbedingungen der Schulung

■ **Schulungsort**

Als Schulungsort empfiehlt sich ein ausreichend großer und heller Raum für Gruppen bis zu zwölf Personen. Die Schulung ist idealerweise an einem ruhigen Ort ohne Störungen von außen, beispielsweise durch Lärm oder andere Personen, durchzuführen. Zusätzlich zu ausreichender Bestuhlung sollte es möglich sein, den Raum in unterschiedliche Bereiche für Gruppenarbeit räumlich abzuteilen oder auf weitere Räume auszuweichen. Vor Beginn der Schulung ist auf das Vorhandensein von Steckdosen und Verlängerungskabel für den Anschluss von Beamer und Laptop zu achten. Eine Leinwand oder eine helle Wand an einer gut einsehbaren Stelle sind notwendig, um die Power-Point-Präsentationen zu projizieren. Stellwände und Flipchart werden für die Gruppenarbeiten benötigt.

■ **Zusammensetzung der Gruppen**

Die Gruppen, mit denen die Schulungsleitung arbeitet, werden sich in den einzelnen Schulungen unterscheiden. Eventuell sind die Teilnehmer vorher persönlich bekannt, da es sich um Mitarbeiter der eigenen Einrichtung handelt. Vielleicht handelt es sich aber auch um unbekannte Teilnehmer oder zusammengesetzte Gruppen aus verschiedenen Einrichtungen. Da die Ziele und Bedürfnisse der Teilnehmer immer individuell sein werden, empfiehlt es sich, zu Beginn der Schulung eine *Evaluation vor Beginn der Schulung*, wie im ► Abschn. 2.1.3 beschrieben, durchzuführen. Ein weiterer erster Eindruck von dem Umfang der Fragen und Vorkenntnisse der Teilnehmer kann durch eine Vorstellungsrunde gewonnen werden. Folgende Leitfragen haben sich bewährt:

- Was hat Sie zu der Teilnahme an der Schulung bewogen?
- In welchem Bereich bzw. Funktion arbeiten Sie?
- Welche Fragen bringen Sie mit?

- Gibt es Situationen aus der Praxis über die Sie sprechen möchten?
- Was erhoffen Sie sich von der Schulung?

Die Schulungsleitung kann sich dazu Notizen machen, um während der Schulung gezielt darauf eingehen zu können. Die Rückmeldungen der Teilnehmer aus bereits durchgeführten Schulungen bestätigen, dass das Eingehen auf persönlich relevante Situationen und Fragen sowie eine individuelle Wahrnehmung der einzelnen Teilnehmer als sehr wertschätzend und hilfreich empfunden werden. Je nach Vorkenntnissen und Umfang der persönlichen Vorerfahrungen kann die Schulungsleitung den Fokus innerhalb der Module stärker auf die Vermittlung des theoretischen Wissens oder die Reflexion persönlicher Erfahrungen legen. Jede Schulungsleitung hat die Freiheit, die Länge der einzelnen Modulabschnitte den Bedarfen der Gruppen anzupassen. Im Einzelfall können Modulinhalte anteilig, zugunsten der vertieften Bearbeitung anderer Inhalte, ganz gestrichen werden. Ziel der Schulung ist, dass die Teilnehmer ihre Kenntnisse und Erfahrungen in der Pflege, Schulung und Beratung von Pflegegebedürftigen sowie pflegenden An- und Zugehörigen mit Migrationshintergrund erweitern und vertiefen und das eigene professionelle Handeln reflektieren.

Schulung für professionell Pflegende

- **Modulübersicht für professionell Pflegende**

Die Schulungsinhalte für die professionell Pflegenden setzen sich aus vier Modulen zusammen, die jeweils unterschiedliche Themen abdecken.

Modul	Thema	Modulinhalte
1	Belastungen und Belastungserleben pflegender Angehöriger	Geschichte der Migration in Deutschland
		Situation von pflegenden Angehörigen mit und ohne Migrationshintergrund
		Transkulturelle Kompetenz
2	Rahmenbedingungen: Finanzierung und Beratung	Finanzierung der ambulanten Pflege
		Allgemeine und spezielle Beratungs- und Entlastungsangebote
3	Krankheit und Krankheitsverarbeitung	Anamnese
		Biographiearbeit
		Krankheitserleben
		Hilfsangebote
4	Rollenbilder in der professionellen Pflege	Eigene und fremde Rollenbilder reflektieren
		Kommunikation

Modul 1 (▶ Kap. 3) fokussiert auf das Belastungserleben pflegender Angehöriger. Hier ist es von Bedeutung, die biographischen Hintergründe von Migranten sowie ihre gesundheitliche und pflegerische Situation im Kontext der Migration zu kennen. Zudem soll ein Verständnis von transkultureller Kompetenz vermittelt werden. Modul 2 (▶ Kap. 4) beinhaltet das Kennenlernen verschiedener Finanzierungsmöglichkeiten der ambulanten Pflege und Anlauf- bzw. Kontaktstellen sowie Entlastungsangebote. Im Modul 3 (▶ Kap. 5) geht es im Detail um das Krankheitserleben und die Krankheitsverarbeitung von Migranten. In Modul 4 (▶ Kap. 6) werden eigene und fremde Rollenbilder reflektiert und auf mögliche Vorurteile eingegangen.

Modul 1: Belastungen und Belastungserleben pflegender Angehöriger

© Springer-Verlag GmbH Deutschland 2018
C. Petersen-Ewert et al., *Transkulturell pflegen*
DOI 10.1007/978-3-662-54750-2_3

3.1   Übersicht über Modul 1

Dieses Modul besteht aus drei Modulinhalten:
1. Geschichte der Migration in Deutschland (▶ Abschn. 3.2),
2. Situation pflegender Angehöriger (▶ Abschn. 3.3),
3. Transkulturelle Kompetenz (▶ Abschn. 3.4).

■ **Lernziele »Geschichte der Migration in Deutschland«**
▬ Die Teilnehmer haben Hintergrundwissen über die Geschichte der Migration bei polnischen und türkischen Migranten.
▬ Die Teilnehmer reflektieren unterschiedliche, aus der Migrationsbiographie resultierende, Lebenssituationen.

■■ **Meilensteine**
▬ Die Geschichte der Migration von polnischen und türkischen Migranten ist bekannt und kann zur individuellen Biographie in Bezug gesetzt werden.

■ **Lernziele »Situation pflegender Angehöriger«**
▬ Die Teilnehmer können die Situation pflegender Angehöriger mit Migrationshintergrund einschätzen.
▬ Die Teilnehmer lernen Unterstützungsbedarfe zu identifizieren und zu benennen.

■■ **Meilensteine**
▬ Die Teilnehmer können pflegende Angehörige hinsichtlich Entlastungsangeboten beraten.

■ **Lernziele »Transkulturelle Kompetenz«**
▬ Die Teilnehmer können Transkulturalität definieren.
▬ Die Teilnehmer können migrationsspezifische Versorgungsbedarfe identifizieren und benennen.

■■ **Meilensteine**
▬ Die Teilnehmer können die Pflege unter Berücksichtigung der individuellen Migrationsbiographie ihrer Klienten planen.

Benötigte Materialien
▬ Beamer
▬ Laptop
▬ PPP: 01_Modul 1_Geschichte der Migration in Deutschland
▬ PPP: 02_Modul 1_Situation pflegender Angehöriger
▬ PPP: 03_Modul 1_Transkulturelle Kompetenz
▬ Quizbögen: ▶ A4_Quiz_Geschichte der Migration in Deutschland
▬ Lösungsbögen: ▶ A5_Loesungsbogen_Quiz_Geschichte der Migration

- Quizbögen: ▶ A6_Quiz Situation pflegender Angehoeriger
- Lösungsbögen: ▶ A.7_Anhang_Loesungsbogen_Quiz_ Situation pflegender Angehoeriger
- Stifte
- Papier für Notizen
- Metaplanwand
- Metaplanpapier
- Film: Kalp unutmaz – Das Herz vergisst nicht (www.medien-projekt-wuppertal.de)

Weiterführende Materialien zur Vorbereitung des Moduls finden Sie im Internet.

3.2 Geschichte der Migration in Deutschland

» Das, das, das war alles auf der Basis des Flüchtens aus Polen. Nicht, dass wir die Genehmigung hatten, nur auf Einladung, dass wir kamen und dann blieben wir. Und, und damals war das so, nach und nach und nun kann man sagen, wir sind ca. 50 Personen aus der Familie aus Danzig.

▪ **Modulplan**

Dauer (in Minuten)	Sequenz	Inhalt	Didaktische Methode	Material und Medien
5	Übungen	Überprüfung von Vorkenntnissen zur Geschichte der Migration	Einzelarbeit: - Quiz	Quizbogen: Geschichte der Migration in Deutschland Lösungsbogen: Geschichte der Migration in Deutschland
40	Theoretisches Wissen	Hintergrundwissen zur Geschichte der Migration in Deutschland	Gruppenarbeit: - Power-Point-Präsentation - Quiz - Gespräch	Laptop Beamer PPP: 01_Modul 1_Geschichte der Migration in Deutschland Metaplanwand Metaplanpapier Stift Papier
30	Reflexion	Eigene Migrationsbiographie Eigene Erfahrungen bei der Pflege von Menschen mit Migrationshintergrund	Gruppenarbeit: - Mindmap	Papier Stift Metaplanwand Metaplanpapier Verschiedene Stifte
5	Hausaufgabe	Darstellung einer individuellen Migrationsbiographie	Einzelarbeit: - Referat	Beamer Laptop

3

- **Modulziele**

Ziel des Moduls ist eine Einführung in die Geschichte der Migration in Deutschland. Hier wird insbesondere auf die Arbeitsmigration und die Spätaussiedler eingegangen. Nur mit dem Hintergrundwissen über die allgemeinen und individuellen migrationsbiographischen Hintergründe ist es möglich, Belastung und Ressourcen von Pflegebedürftigen mit Migrationshintergrund sowie deren An- und Zugehörigen nachvollziehen zu können. Aus den individuellen Migrationsbiographien leiten sich in den aufbauenden Modulen Beratungs- und Unterstützungsbedarfe ab. Ziel des ersten Moduls ist es, das Basiswissen für die Auseinandersetzung mit transkultureller Kompetenz im professionellen Kontext zu vermitteln und das Interesse am Gegenstand zu wecken.

- **Übungen**

http://extras.springer. com/2018/978-3-662-54749-6. A.4_Quiz_Geschichte der Migration in Deutschland

In diesem Modulinhalt erfolgt die praktische Übung als Einstieg in das Thema. Die Teilnehmer können ihre individuellen Vorkenntnisse zur Geschichte der Migration überprüfen und nehmen an einem Quiz teil. Die Quizbögen sind als Download verfügbar und werden durch die Schulungsleitung an die Teilnehmer ausgeteilt (▶ Kap. Anhang: ▶ A4_Quiz_Geschichte der Migration in Deutschland). In diesem werden die individuellen Vorkenntnisse in Bezug auf die Geschichte der Migration in Deutschland erfragt. Die Beantwortung des Quiz erfolgt zunächst in Einzelarbeit. Es ist jedoch auch wünschenswert, dass die Teilnehmer in dieser Phase bereits miteinander in den Austausch gehen und ihre Antworten vergleichen. Das Quiz vermittelt einen Eindruck von den theoretischen Inhalten, die anschließend im theoretischen Hintergrund vermittelt werden. Während der anschließenden Präsentation (▶ Theoretisches Wissen) können die Antworten von den Teilnehmern selbst überprüft werden. Ein Lösungsbogen ist im Anhang angefügt und als Download verfügbar (▶ Kap. Anhang: ▶ A5_Loesungsbogen_Quiz_Geschichte der Migration). Die Überprüfung der eigenen Antworten des Quiz weckt das Interesse an dem Einstieg in das Thema.

http://extras.springer. com/2018/978-3-662-54749-6. A.5_Loesungsbogen_Quiz_ Geschichte der Migration

- **Theoretisches Wissen**

http://extras.springer. com/2018/978-3-662-54749-6. 01_Modul 1_Geschichte der Migration in Deutschland

Den Teilnehmer wird anhand der Power-Point-Präsentation »*01_Modul 1_Geschichte der Migration in Deutschland*« die Geschichte der Migration in Deutschland vorgestellt. Hierbei wird insbesondere auf die Geschichte der türkischen und polnischen Migranten eingegangen. Zu diesem Modul wird umfangreiches Hintergrundwissen bereitgestellt, um es der Schulungsleitung zu ermöglichen, sich in das Thema einzulesen. Die Inhalte finden sich in kompakter Form in der Präsentation zu diesem Modulinhalt wieder. Die Teilnehmer können während der Präsentation ihre Quizantworten überprüfen. Zum Abschluss der Präsentation wird das vermittelte Wissen zu den eigenen Vorerfahrungen in Bezug gesetzt. Dabei tauschen die Teilnehmer sich im Gespräch untereinander aus. Die Schulungsleitung kann die Gesprächsleitfragen nutzen, die auf eine Metaplanwand übertragen für alle sichtbar sind.

> **Gesprächsleitfragen**
> ▬ Was war bekannt?
> ▬ Was war neu?
> ▬ Was bedeutet das für meine Arbeit?

■ **Geschichte der Migration in Deutschland**

Laut dem Statistischen Bundesamt hat jede fünfte in Deutschland lebende Person einen Migrationshintergrund (Statistisches Bundesamt, 2013). Die meisten in Deutschland lebenden Migranten stammen mit knapp 18% bzw. 13% aus der Türkei und Polen. Insgesamt lebten im Jahr 2005 rund 15,1 Mio. Migranten der ersten, zweiten und nachfolgenden Generation in Deutschland (Statistisches Bundesamt, 2013).

Mit dem Begriff »Menschen mit Migrationshintergrund« werden nicht nur die selbst Zugewanderten bezeichnet, sondern auch deren Kinder und Enkelkinder. Für diese Generation kann die Migrationserfahrung mitunter noch immer prägend sein, auch wenn sie selbst bereits die deutsche Staatsangehörigkeit besitzen (Statistisches Bundesamt, 2009). »Menschen mit Migrationshintergrund« sind eine heterogene Bevölkerungsgruppe, die sich u. a. in ihren Migrationsmotiven, ihrem Aufenthaltsstatus, ihrer Aufenthaltsdauer sowie ihren Lebenslagen unterscheiden. Eine Gemeinsamkeit besteht darin, dass die persönliche Migrationserfahrung und die Erfahrung, sich im Einwanderungsland neu zu orientieren (Schenk, 2008), zu den eigenen Erfahrungen oder zu denen ihrer Herkunftsfamilie gehören.

Von den knapp 15 Mio. in Deutschland lebenden Migranten gehören 1.353.000 zu der Altersgruppe der über 65-Jährigen. Personen in einem Alter von 50–64 Jahren sind mit einer Anzahl von 2.417.000 häufiger vertreten. Soziodemographisch gesehen bedeutet dies, dass Migranten derzeit noch überwiegend zu einer Gruppe von »jungen Alten« gehören und in den kommenden Jahren der Anteil älterer Migranten zunehmen wird (◘ Abb. 3.1). Somit muss davon ausgegangen werden, dass Problemlagen des Alter(n)s bei Migranten in den kommenden Jahren zunehmen und daher zielgruppenspezifische (Hilfs-)Angebote gefordert sind.

Die Ausgangslage älterer Migranten zeigt, dass diese Gruppe höheren gesundheitlichen Belastungen ausgesetzt ist. Ältere Migranten sind nicht prinzipiell »kränker« als Menschen ohne Migrationshintergrund (Knipper & Bilgin, 2009). Vielmehr ist ihr Gesundheitszustand auf schlechtere Arbeitsbedingungen während des Erwerbslebens und eines erhöhten Arbeitsunfallrisikos zurückzuführen, was wiederum mit einem durchschnittlich niedrigeren sozioökonomischen Status im Zusammenhang steht (Razum et al., 2008). Personen mit Migrationshintergrund verfügen im Durchschnitt über deutlich geringere finan-

Ältere Migranten

Personen mit Migrationshintergrund (n=15.017.000)		
Alter	Absolut	Prozent (%)
Unter 18	3.530.000	23,5
18 – 29	2.790.000	18,6
30 – 49	4.927.000	32,8
50 – 64	2.417.000	16,1
65 und älter	1.353.000	9,0

Von den 15 Mio. Migranten zählen 3,7 Mio. (25,1%) über 50 Jahre und älter.
(Statistisches Bundesamt, 2013)

Zukünftige Zunahme älterer Migrantinnen und Migranten.
(Statistisches Bundesamt, 2013)

Tab. 1.: Personen mit Migrationshintergrund, nach Alter.
Quelle: Statistisches Bundesamt, 2013

◘ **Abb. 3.1** Ältere Migranten

zielle Ressourcen als Personen ohne Migrationshintergrund. Sie verfügen im Durchschnitt über deutlich weniger Wohnfläche pro Person (Statistisches Bundesamt, 2016).

Insgesamt verfügen Migranten über schlechtere Zugänge zum Gesundheitssystem und formellen Hilfesystem.

Zu den Nutzungsbarrieren (◘ Abb. 3.2) zählen Schwierigkeiten, die mit dem Alter verbundene eigene Hilfsbedürftigkeit einzugestehen, Verunsicherungen hinsichtlich sprachlicher und interkultureller Verständigungsmöglichkeiten, fehlendes Vertrauen in Mitarbeiter ohne Migrationshintergrund und Berührungsängste gegenüber Institutionen, z. B. aufgrund dort bereits erfahrener Diskriminierungen, oder Befürchtungen vor institutioneller Kontrolle. Dazu kommen Informationsdefizite bzgl. verschiedener Angebote der Pflege und der Gesundheitsförderung. Sozialen Netzwerken (gleiche Ethnien, Familien) werden in diesem Zusammenhang kompensierende und unterstützende Funktionen zugesprochen.

Die meisten türkischen Migranten kamen zwischen 1955 und 1973 nach Deutschland (Glodny, Yilmaz-Aslan, Razum, 2010). In Zusammenhang mit der Regulation dieser Migrationsbewegung wurde 1961 ein Anwerbeabkommen zwischen der Bundesrepublik Deutschland und der Türkei abgeschlossen, in dessen Zuge türkische Gastarbeiter kamen (Goddar und Huneke, 2011). Die meisten ausländischen Staatsangehörigen suchten Arbeit, deshalb kamen überwiegend Männer im erwerbsfähigen Alter nach Deutschland (Statistisches Bundesamt, 2016). Das Rotationsprinzip, welches einen temporären Arbeitsaufenthalt mit der Rückkehr in das jeweilige Herkunftsland bedeutete, war in der Realität nicht umsetzbar, sodass anfängliche Rückkehrabsichten nicht umgesetzt wurden (◘ Abb. 3.3). Laut Statis-

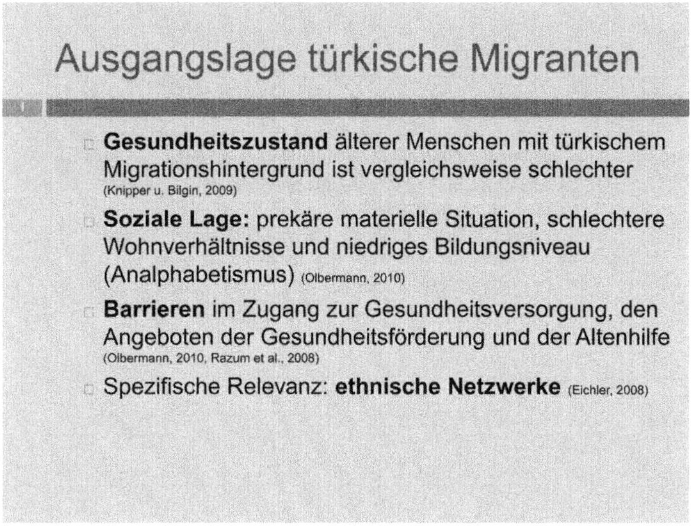

Ausgangslage türkische Migranten

- **Gesundheitszustand** älterer Menschen mit türkischem Migrationshintergrund ist vergleichsweise schlechter (Knipper u. Bilgin, 2009)
- **Soziale Lage:** prekäre materielle Situation, schlechtere Wohnverhältnisse und niedriges Bildungsniveau (**Analphabetismus**) (Olbermann, 2010)
- **Barrieren** im Zugang zur Gesundheitsversorgung, den Angeboten der Gesundheitsförderung und der Altenhilfe (Olbermann, 2010, Razum et al., 2008)
- Spezifische Relevanz: **ethnische Netzwerke** (Eichler, 2008)

Abb. 3.2 Ausgangslage türkischer Migranten

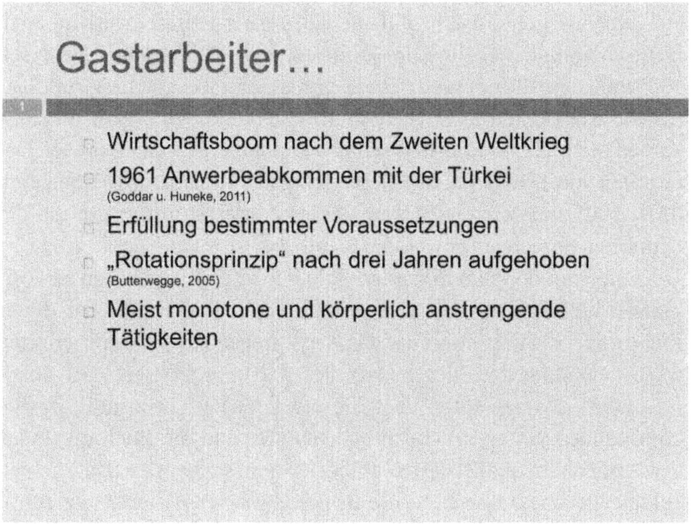

Gastarbeiter...

- Wirtschaftsboom nach dem Zweiten Weltkrieg
- 1961 Anwerbeabkommen mit der Türkei (Goddar u. Huneke, 2011)
- Erfüllung bestimmter Voraussetzungen
- „Rotationsprinzip" nach drei Jahren aufgehoben (Butterwegge, 2005)
- Meist monotone und körperlich anstrengende Tätigkeiten

Abb. 3.3 Gastarbeiter

tischem Bundesamt (2016) bilden heute noch Menschen mit Wurzeln in diesen sogenannten Gastarbeiteranwerbeländern die größte Gruppe der Bevölkerung mit Migrationshintergrund in Deutschland (5,9 Mio. Menschen oder 36%).

Die zweitgrößte Migrantengruppe stellen die Spätaussiedler dar, die zu deutschen Volkszugehörigen aus den Nachfolgestaaten der ehemaligen Sowjetunion und anderen osteuropäischen Staaten, wie z. B. Polen, gehören (**Abb. 3.4**). Die gesetzliche Grundlage für die Aufnahme ist das Bundesvertriebenengesetz. Familienangehörige können

Spätaussiedler...

- Deutsche Volkszugehörige aus den Nachfolgestaaten der ehemaligen Sowjetunion und anderen osteuropäischen Staaten
- Gesetzliche Grundlage für die Aufnahme ist das Bundesvertriebenengesetz
- Familienangehörige können auf Antrag gemeinsam mit dem Spätaussiedlerbewerber nach Deutschland aussiedeln
- Seit 01.01.2005 müssen sie dafür Grundkenntnisse der deutschen Sprache nachweisen (BAMF, 2015)

◘ **Abb. 3.4** Spätaussiedler

auf Antrag gemeinsam mit dem Spätaussiedlerbewerber nach Deutschland aussiedeln. Die Bundesrepublik Deutschland hatte seit 1953 mit dem Bundesvertriebenengesetz eine rechtliche Grundlage für die Rückkehr dieser Menschen geschaffen. Von 1950 bis 2014 kamen mehr als 4,5 Mio. deutsche Zuwanderer als Spätaussiedler. Der Großteil von 1985 bis 2004 (Statistisches Bundesamt, 2016). Seit dem 01.01.2005 müssen die Spätaussiedler dafür Grundkenntnisse der deutschen Sprache nachweisen (BAMF, 2015).

Aufgrund der zunehmenden Zahl von älteren Menschen mit Migrationshintergrund und der gesundheitlichen Belastungen dieser Zielgruppe, die besonders auf das Arbeitsleben zurückzuführen sind, wächst ebenfalls der Pflegebedarf dieser Gruppe (Robert Koch-Institut, 2008). Daraus folgt, dass die pflegerische Versorgung in den kommenden Jahren erheblich bedeutender und die Nachfrage nach bedarfsgerecht qualifizierten Pflegekräften steigen wird. Es fehlen zurzeit allerdings Angebote, die die spezifischen sozialen und gesundheitlichen Lagen der verschiedenen Gruppen von Migranten, insbesondere im Zusammenhang mit Pflegebedürftigkeit und häuslicher Pflege, adäquat berücksichtigen. Des Weiteren ist ein Mangel an empirischen Erkenntnissen zu verzeichnen, die dazu beitragen können, die Pflegesituation von türkischen und polnischen Migranten zu verstehen (◘ Abb. 3.5).

75% der Pflegebedürftigen mit Migrationshintergrund vs. 66% derjenigen ohne Migrationshintergrund möchten nicht von Fremden gepflegt werden. Die Bedingungen der Pflege werden sich aber durch den demographischen Wandel sowie die Gesundheitssituation von Migranten zukünftig sowohl auf qualitativer als auch auf quantitativer Ebene verändern. Die Verfügbarkeit von Angehörigen für die Pflege-

Was bedeutet das für die Pflege?

- Zwischen 2005 und 2025: Verdoppelung der Menschen mit Migrationshintergrund über 55 Jahren in HH (Freie u. Hansestadt Hamburg, 2012)

- Defizitäre Pflegeversorgung (Brzoska u. Razum, 2011; Dietzel-Papakyriakou u. Olbermann, 2005; Schopf u. Naegele, 2005)

- 75% möchten nicht von Fremden gepflegt werden (Bundesgesundheitsministerium, 2011)

- Der Pflegebedarf wächst durch zunehmendes Alter und arbeitsbezogene Belastungen (Razum et al., 2008)

- Angebote für pflegende Angehörige, die die spezifischen Bedürfnisse adäquat berücksichtigen, fehlen

- Mangel an empirischen Erkenntnissen zur Pflegesituation

- Wenig kultursensible Kompetenzen von professionell Pflegende

◨ **Abb. 3.5** Was bedeutet das für die Pflege

leistungen innerhalb der Familie wird abnehmen. Besonders bedeutsam für Menschen sowohl mit als auch ohne Migrationshintergrund ist somit die Frage, ob und inwieweit eine Betreuung durch die eigene Familie gewährleistet sein wird bzw. das familiäre Pflegepotenzial durch professionelle Hilfe angemessen ersetzt werden kann.

Zurzeit stehen die Asylsuchenden als Teilgruppe der ausländischen Bevölkerung in Deutschland im Zentrum der öffentlichen Diskussion, so wie häufig in Jahren mit hohen Zuzugszahlen. Das Jahr 2015 stellte mit 441.900 Anträgen sogar einen neuen Rekord dar (Statistisches Bundesamt, 2016). Inwieweit diese neuen Zuwanderungsgruppen zukünftig einen Bedarf an pflegerischer Versorgung aufweisen, und welchen migrationsbiographischen Faktoren dabei zu berücksichtigen sind, ist zurzeit noch nicht belegt. Gegebenenfalls werden sich neue Herausforderungen für die transkulturelle Kompetenz von professionell Pflegenden ergeben.

- **Reflexion**

Die Teilnehmer werden nach möglichen eigenen Migrationshintergründen befragt und können hierzu über Erfahrungen berichten. Dabei kann es sich um die eigene Familienmigrationsbiographie handeln. Einzelne Teilnehmer haben eventuell auch Pflegeerfahrungen in ihren Familien oder dem sozialen Umfeld gemacht und möchten darüber berichten. Thematisiert werden können auch Haltungen und Wünsche, die im Zusammenhang mit Pflege und Migrationsbiographie stehen.

Die Teilnehmer reflektieren ihre Kenntnisse, Einstellungen und Vorurteile bzgl. der Migrationsbiographien ihrer Klienten, indem sie davon berichten. Erzählt werden können zum Beispiel als positiv oder

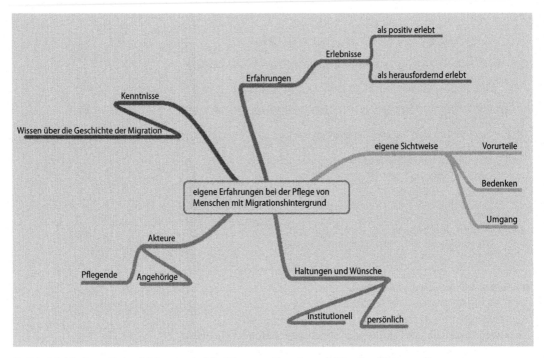

◻ Abb. 3.6 Mindmap. Eigene Erfahrungen bei der Pflege von Menschen mit Migrationshintergrund

herausfordernd erlebte Situationen. Auch Ängste und Unsicherheiten, Haltungen und Wünsche können an dieser Stelle mitgeteilt werden. Die Schulungsleitung notiert die genannten Aspekte und fügt sie zu einer Mindmap zusammen. ◻ Abb. 3.6 zeigt ein Beispiel für eine Mindmap.

> **Tipp**
>
> Die Mindmap kann über die gesamte Schulung hinweg sichtbar hängen bleiben und die Inhalte von der Schulungsleitung zwischendurch aufgegriffen werden, wenn darauf genannte Aspekte bearbeitet werden. So haben die Teilnehmer die Rückmeldung, dass auf ihre individuellen Situationen, Lernziele, Ressourcen und Bedarfe eingegangen wird.

▪ Hausaufgabe

Die Teilnehmer führen bis zur nächsten Schulungseinheit ein Gespräch mit einer von ihnen versorgten Familie. In diesem Gespräch sammeln sie Informationen über die individuellen Migrationsbiographien. Als Hintergrundwissen können sie dazu auf das Wissen über die Geschichte der Migration in Deutschland zurückgreifen. Außerdem sind sie durch die Reflexion ihrer eigenen Erfahrungen und die

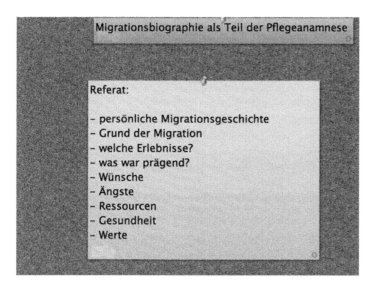

Abb. 3.7 Pinnwand. Migrationsbiographie als Teil der Pflegeanamnese

der anderen Teilnehmer für die Individualität der Biographien sensibilisiert. Diese Vorkenntnisse können den Zugang und Gesprächsaufbau mit den Familien erleichtern. Bedeutsam ist es, jeweils die individuelle Erfahrung vor dem Hintergrund ähnlicher politischer und gesellschaftlicher Rahmenbedingungen zu erfassen. Dazu machen die Teilnehmer sich Notizen. Die Ergebnisse stellen sie in der nächsten Schulungseinheit in Form eines Kurzreferats dar. Dies kann mündlich oder mit Hilfe einer Präsentation, eines Briefs oder ähnlichem gehalten werden. Relevant sind die in dem Referat transportierten Inhalte und Erkenntnisse für den Einzelnen und die Teilnehmergruppe. Die Pinnwand (◘ Abb. 3.7) zeigt Vorschläge für Gesprächsinhalte. Die Schulungsleitung kann bei Bedarf als Anregung darauf zurückgreifen.

> **Tipp**
>
> Diese Hausaufgabe kann zusammen mit der Hausaufgabe aus dem ► Abschn. 3.3 erarbeitet werden.

3.3 Situation pflegender Angehöriger

>> Also vielleicht können sich viele nicht viel darunter vorstellen, wenn man nicht mitten drin ist. Wie gesagt, Ärzte, Medikamente, Pflegedienst, organisieren mit Behörden, Amtsgericht, Sozialamt, jede Zeit abrufbereit zu sein.

■ **Modulplan**

Dauer (in Minuten)	Sequenz	Inhalt	Didaktische Methode	Material und Medien
5	Reflexion	Vorwissen über pflegende Angehörige	Einzelarbeit: - Quiz	Quizbögen
45	Theoretisches Wissen	Allgemeine und migrationsspezifische Belastungen pflegender Angehöriger	Vortrag: - Power-Point-Präsentation - Quiz - Film	PPP: 02_Modul 1_Situation pflegender Angehöriger Film: »Kalp unutmaz – Das Herz vergisst nicht«
30	Übungen	Eigener Reflexionsbedarf	Gruppenarbeit: - Entwicklung eines Gesprächsleitfadens	Papier Stifte
5	Hausaufgabe	Individuelle Belastungen und Ressourcen erfassen	Anwendung des Gesprächsleitfadens: - Gespräch mit einer Familie bzw. Angehörigen	Papier Stifte

■ **Modulziele**

Ziel des Modulinhalts ist die Sensibilisierung für die Situation pflegender Angehöriger mit und ohne Migrationshintergrund. Alle pflegenden Angehörigen sind vor eine herausfordernde Situation gestellt und leisten umfangreiche Beiträge zur Gewährleistung der Pflege für ihre Angehörigen. Dabei erleben sie Belastungen und Ressourcen. Die Teilnehmer sollen befähigt werden, den individuellen Pflegesituationen der Pflegebedürftigen und pflegenden Angehörigen zu entsprechen und Beratung und Unterstützung an den Bedarf anzupassen. Dies kann nur gelingen, wenn die Teilnehmer die Situation der pflegenden Angehörigen reflektieren und kommunizieren.

■ **Reflexion**

http://extras.springer.com/2018/978-3-662-54749-6. A.6_Quiz Situation pflegender Angehoeriger

http://extras.springer.com/2018/978-3-662-54749-6. A.7_Loesungsbogen_Quiz_Situation pflegender Angehoeriger

Die Teilnehmer prüfen ihr Wissen über die Situationen pflegender Angehöriger. Dazu nehmen sie an einem Quiz teil. Die Quizbögen sind als Download verfügbar und werden durch die Schulungsleitung an die Teilnehmer ausgeteilt (► Kap. Anhang: A.6_Quiz Situation pflegender Angehoeriger). Die Beantwortung des Quiz erfolgt zunächst in Einzelarbeit. Es ist jedoch auch wünschenswert, dass die Teilnehmer in dieser Phase bereits miteinander in den Austausch gehen und ihre Antworten vergleichen. Das Quiz vermittelt einen Eindruck von den theoretischen Inhalten, die anschließend im theoretischen Hintergrund vermittelt werden. Während der anschließenden Präsentation (► Theoretisches Wissen) können die Antworten von den Teilnehmern selbst überprüft werden. Ein Lösungsbogen ist im Anhang angefügt und als Download verfügbar (► Kap. Anhang: A.7_Loesungsbogen_Quiz_Situation pflegender Angehoeriger). Die Überprüfung der eigenen Antworten des Quiz weckt das Interesse an dem Einstieg in das Thema.

- **Theoretisches Wissen**

Allgemeine und migrationsspezifische Belastungen pflegender Angehöriger werden durch die Power-Point-Präsentation »*02_Modul 1_Situation pflegender Angehöriger*« vermittelt. Dabei wird auf die Rolle der pflegenden Angehörigen bei der pflegerischen Versorgung eingegangen. Aufgaben und zeitlicher Aufwand werden ebenso beleuchtet, wie belastende Faktoren. Auf die Vereinbarkeit von Pflege und Berufstätigkeit wird Bezug genommen. Zu diesem Modul wird umfangreiches Hintergrundwissen bereitgestellt, um es der Schulungsleitung zu ermöglichen, sich in das Thema einzulesen. Das zusätzliche Hintergrundwissen ergänzt und erläutert die Inhalte der Power-Point-Präsentation. Die Schulungsleitung kann nach der Einarbeitung selbstständig mit Hilfe der Power-Point-Präsentation die Inhalte an die Teilnehmer vermitteln. Die Teilnehmer können während der Präsentation ihre Quizantworten überprüfen. Die Teilnehmer werden über ihre Aufgaben bei der Schulung und Beratung von pflegenden Angehörigen informiert.

http://extras.springer.com/2018/978-3-662-54749-6. 02_Modul 1_Situation pflegender Angehöriger

- **Hintergrundinformationen über die Situation pflegender Angehöriger**

Auf einen Blick
- Pflege ist nicht planbar.

Derzeit erhalten in Deutschland etwa 92% der Pflegebedürftigen regelmäßig private Unterstützung und Betreuung. Bei der Dauer einer Pflegetätigkeit im privaten Umfeld ist durchschnittlich von einem Zeitraum von 8,2 Jahren auszugehen (Schneekloth & Wahl, 2005). Charakteristisch für den Beginn einer Pflegebedürftigkeit ist, dass diese nicht genau vorhersehbar und damit im Voraus planbar ist.

Der Pflegebedarf bleibt nicht durchgängig gleich (Keck & Saraceno, 2009), denn beispielsweise können sich die Unterstützungsform und der Zeitaufwand verändern (◘ Abb. 3.8)

Auf einen Blick
- Die meisten pflegenden Angehörigen sind weiblich.

Wer die Pflege übernimmt, wird bestimmt durch kulturelle und persönliche Werte, Normen und Rollen, ökonomische Faktoren und individuelle Aushandlungsprozesse in den Familien, sofern vorhanden (Stephens et al., 2001).

Etwa 75% der pflegenden Angehörigen sind weiblich (◘ Abb. 3.9). Männer sind in die Pflege häufig integriert, jedoch nicht die Hauptpflegeperson. Frauen leisten öfter Pflege in einem größeren zeitlichen Umfang (Pertl et al., 2015; Reid et al., 2010).

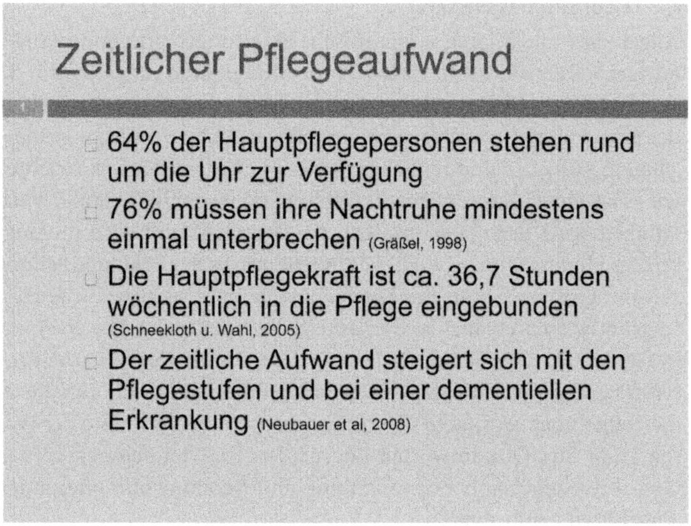

Zeitlicher Pflegeaufwand

- 64% der Hauptpflegepersonen stehen rund um die Uhr zur Verfügung
- 76% müssen ihre Nachtruhe mindestens einmal unterbrechen (Gräßel, 1998)
- Die Hauptpflegekraft ist ca. 36,7 Stunden wöchentlich in die Pflege eingebunden (Schneekloth u. Wahl, 2005)
- Der zeitliche Aufwand steigert sich mit den Pflegestufen und bei einer dementiellen Erkrankung (Neubauer et al, 2008)

▪ Abb. 3.8 Zeitlicher Pflegeaufwand

Charakterisierung pflegender Angehöriger

- Kinder (49%)
- Partner (22%)
- Schwiegerkinder (11%) (Eurofamcare, 2005)

Mit einem Anteil von 73% tragen Frauen die Hauptlast der Pflegeaufgaben (Schneekloth & Wahl, 2005)

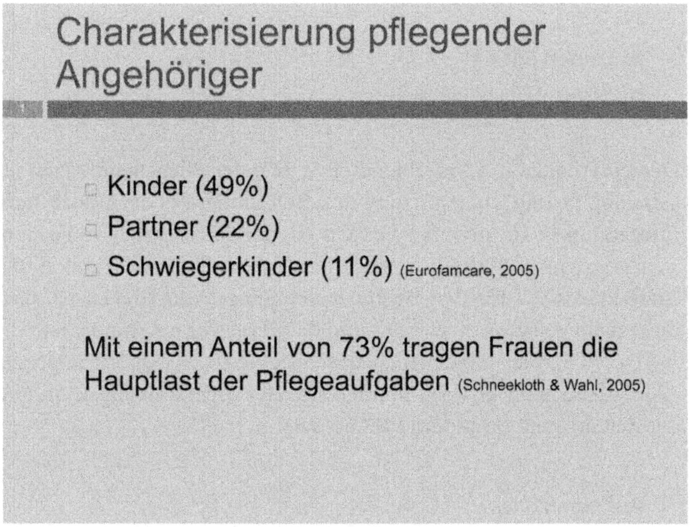

▪ Abb. 3.9 Charakterisierung pflegender Angehöriger

> **Auf einen Blick**
> — Für viele Angehörigen hat die Pflegeübernahme eine hohe Priorität.
> — Pflegende Angehörige erleben belastende und entlastende Faktoren.
> — Pflege wirkt sich auf emotionale, körperliche, soziale und finanzielle Aspekte und den generellen Lebensstil der Angehörigen aus.
> — Pflegende Angehörige fühlen sich oft isoliert.
> — Eine Demenzerkrankung erhöht die Belastung.

Pflegende Angehörige erleben unterschiedliche belastende und entlastende Faktoren. Sie haben den Wunsch, das Beste aus der Situation zu machen und für den Pflegebedürftigen zu sorgen. Dabei erleben sie positive Auswirkungen wie Zufriedenheit und das Gefühl der Bedeutung, das mit der Pflege einhergeht (Skaalvik et al., 2016). Bastawrous et al. (2015) geben an, dass Angehörige von Pflegebedürftigen, die einen Schlaganfall erlitten, die Pflege als erste Priorität wahrnehmen. Teilnahmevolle Liebe ist signifikant mit weniger Belastung und mehr positiven Bewertungen der Pflegetätigkeit verbunden (Monin et al., 2015).

Laut Duggleby et al. (2016) erfahren Angehörige von multimorbiden Pflegebedürftigen Veränderungen ihrer generellen eigenen Leistungsfähigkeit. Ihre psychische und physische Gesundheit ist niedriger als die der Durchschnittsbevölkerung. Wang et al. (2011) untersuchten die Zusammenhänge von Rollenbelastungen und depressiven Symptomen bei Erwerbstätigen, die einen Eltern- oder Schwiegerelternteil pflegen, der an Demenz erkrankt ist. Der Belastungsgrad kann unter anderem durch den Grad der Pflegebedürftigkeit (Kim et al., 2011) und durch sehr fordernde Pflegebedürftige mit psychischen Erkrankungen variieren. Größere Belastung ist häufiger mit depressiven Symptomen verbunden (Monin et al., 2015). Angehörige nehmen die Pflege als schwierige und herausfordernde Verantwortung wahr. Verhaltensweisen der Demenzerkrankten sind häufig schwierig zu verstehen und in die Erfassung der Erkrankung zu integrieren (Skaalvik et al., 2016).

Die Pflegeübernahme beeinträchtigt die Pflegenden negativ in Bezug auf emotionale, körperliche, soziale und finanzielle Aspekte und ihren generellen Lebensstil (McCann et al., 2015, Bastawrous et al., 2015). Angehörige müssen sich an Veränderungen anpassen und erleben Verluste in der Partnerschaft, den Beziehungen, ihren finanziellen Umständen und persönlichen Zukunftsplänen (Stokes et al., 2014). Es besteht ein Dilemma zwischen der Verantwortung für die Pflege und der eigenen Selbstverwirklichung (Skaalvik et al., 2016). Pflegende Angehörige, deren pflegebedürftige Angehörige stärkere Beeinträchtigungen der Gedächtnisleistungen zeigen, geben größere

Rollenbelastungen an. Shuter et al. (2014) untersuchten das Leid und die Lebensqualität bei pflegenden Angehörigen von Demenzerkrankten. Sie stellten fest, dass individuelle Faktoren der pflegenden Angehörigen wie Rollenbewertung sowie intrinsische (psychologische Resillienz) und extrinsische (soziale Unterstützung) Ressourcen die Erfahrungen beeinflussen. Pflegende Partner von Menschen mit Demenzerkrankungen haben mehr depressive Symptome und Sorgen, verglichen mit nicht Pflegenden (Ask et al., 2014). Leben mit einem Demenzerkrankten kann schwierig sein, da die Folgen der Erkrankung die Ressourcen der Angehörigen beanspruchen (Skaalvik et al., 2016). Sie fühlen sich zu müde für ein soziales Leben und verringern Zeit und Energie für soziale Aktivitäten außerhalb der Familie. Gleichzeitig fühlen sie sich verpflichtet, auch an diesen Aktivitäten teilzunehmen zu müssen. Frauen und Partner sind mehr und stärker davon betroffen als die Söhne, ihren eigenen Lebenssinn während der Pflegetätigkeit zu bewahren (Skaalvik et al., 2016). Pflegende Angehörige von Demenzerkrankten sind häufiger weiblich und haben ein niedrigeres Haushaltseinkommen. Sie haben ein erhöhtes Risiko, an einer Depression zu erkranken. Insbesondere das niedrige Einkommen erhöht die Wahrscheinlichkeit für kognitive Störungen (Pertl et al., 2015).

Pflegende Angehörige fühlen sich häufig sozial isoliert (McCann et al., 2015). Bei Angehörigen von Demenzerkrankungen ist dies auch auf negative Stereotype in der Gesellschaft zurückzuführen (Stokes et al., 2014). Die Angehörigen erfahren einen Mangel an kontinuierlicher Unterstützung und hilfreichen Informationen. Veränderungen in der Pflegesituation werden sowohl positiv als auch negativ erlebt (Skaalvik et al., 2016).

Die deutsche MUG-III-Studie legt dar, dass von den Leistungsbeziehern aus der Pflegeversicherung 64% und von den sonstigen Hilfebedürftigen 62% der pflegenden Angehörigen im erwerbsfähigen Alter bis 64 Jahre alt sind (Schneekloth & Wahl, 2005). Erwerbstätige pflegende Angehörige sind durchschnittlich jünger als pflegende Angehörige allgemein. Meistens sind sie zwischen 40 und 49 Jahre alt (Stephens et al., 2001; Reid et al., 2010; Zacher et al., 2012). 75% der erwerbstätigen Angehörigen pflegen die Eltern oder Schwiegereltern (Reid et al., 2010; Zacher et al, 2012). Bei den erwerbstätigen Pflegenden handelt es sich eher um intergenerational Pflegende. Die Partner werden vorrangig von nicht berufstätigen pflegenden Angehörigen unterstützt (Franke & Reichert, 2010). Etwa 50% der erwerbstätigen Angehörigen sind die Hauptpflegepersonen (Franke & Reichert, 2010). Erwerbstätige Angehörige leisten, wie nicht erwerbstätige pflegende Angehörige auch (◘ Abb. 3.10), Unterstützung bei der Körperpflege, emotionale Unterstützung, Einkäufe sowie finanzielle und organisatorische Hilfen (Franke & Reichert, 2010).

Aufgaben pflegender Angehöriger

- Manuelle und körperliche Tätigkeiten (z. B. Ankleiden und Waschen)
- Spezielle Pflegetätigkeiten (z. B. Injektionen, Medikamente verabreichen)
- Haushaltsführung
- Verwaltungstechnische Aufgaben (z. B. Buchhaltung, Anträge stellen)
- Koordination und Kontrolle aller professionellen Leistungen
- Emotionale und psychische Unterstützung
(Meyer, 2006, Eurofamcare, 2005)

◘ Abb. 3.10 Aufgaben pflegender Angehöriger

Auf einen Blick
- Erwerbstätige Pflegende reduzieren oft die Arbeitszeit oder geben die Erwerbstätigkeit auf.
- Dies betrifft besonders häufig Frauen (»Pflegekarrieren«).
- Erwerbstätigkeit wird als belastend und entlastend erlebt.
- Eine pflegesensible Unternehmenskultur ermöglicht die Vereinbarkeit von Pflege, Familie und Erwerbstätigkeit.

Franke & Reichert (2010) stellen dar, dass Frauen im Erwerbstätigenalter besonders häufig die Hauptverantwortung für die Pflege übernehmen. Dies zeigt sich in der Gesamtzeit der Unterstützung. Frauen reduzieren öfter ihre Arbeitsstunden und unterbrechen häufig langfristig ihr Arbeitsverhältnis, um die Pflege zu übernehmen (Keck & Saraceno, 2009; Franke & Reichert, 2010; Bastawrous et al., 2015). In Zusammenhang damit stehen, neben geschlechtsspezifischen Rollenbildern, das vergleichsweise geringere Erwerbseinkommen von Frauen am Arbeitsmarkt und die Teilzeitarbeit. Weibliche Erwerbsbiographien sind öfter durch Brüche gekennzeichnet. Franke & Reichert (2010) sprechen von »Pflegekarrieren«. Nach der Kindererziehung werden erprobte soziale Rollen für die Pflegeübernahme wieder abgerufen. So wurde belegt, dass erwerbstätige pflegende Angehörige stärker belastet sind, als nicht erwerbstätige. Dies betrifft vor allem die Hauptpflegekräfte (Franke & Reichert, 2010). Die Studienauswertung von Franke & Reichert (2010) zeigt, dass erwerbstätige pflegende Angehörige drei Mal so häufig von gesundheitlichen Beeinträchtigungen betroffen sind (◘ Abb. 3.11) Emotionale und psychische Belastungen,

Pflege und Erwerbstätigkeit

- Erwerbstätige Pflegende sind drei Mal so häufig von gesundheitlichen Beeinträchtigungen betroffen. Emotionale und psychische Belastungen wie Müdigkeit, Schuldgefühle und fehlende Zeit für sich selbst treten ebenfalls auf (Franke & Reichert, 2010)
- Arbeitnehmer senken nach Aufnahme einer Pflegetätigkeit häufig ihre Arbeitsstundenzahl und geben ihre Beschäftigung im Verlauf der Pflege ganz auf (Franke & Reichert, 2010)
- Diese Strategie, um den Anforderungen der Pflege gerecht zu werden, wird besonders oft von Frauen gewählt (Döhner et al., 2005)

■ **Abb. 3.11** Pflege und Erwerbstätigkeit

wie Müdigkeit, Schuldgefühle und fehlende Zeit für sich selbst, treten ebenfalls auf (Skaalvik et al., 2016). Erwerbstätige Angehörige haben Sorge, dass sie zukünftig stärker von der Pflege in Anspruch genommen werden und weniger Zeit für eigene Beschäftigungen haben. Sie erleben konfliktreiche Emotionen und hohe Belastungen, die zur Reduzierung der Arbeitszeit führen. Es besteht ein Dilemma zwischen dem Gefühl der Verantwortung für die Pflege und der Selbstverwirklichung (Skaalvik et al., 2016).

Die Auswirkungen der Vereinbarkeit am Arbeitsplatz stehen in Wechselwirkung mit den Auswirkungen auf das Privatleben und sind nicht davon zu trennen. Belastungen durch die Pflegesituation, die zuerst als private Belange erlebt werden, führen zu Beeinträchtigungen am Arbeitsplatz. Wird die Pflegesituation nicht thematisiert, kann dies zu Missverständnissen und Unmut bei Kollegen und Vorgesetzten führen (Keck & Saraceno, 2009). Erste Einschränkungen der Leistungen können langfristige Folgen für den Erwerbstätigen nach sich ziehen. Das Grübeln über die Pflegesituation, Unterbrechungen der Arbeit durch private, pflegebezogene Telefonate und Schuldgefühle gegenüber dem Arbeitgeber und Kollegen sind erste Auswirkungen (Keck & Saraceno, 2009; Franke & Reichert, 2010; Eldh & Carlsson, 2011). Konzentrationsschwäche und reduzierte Leistungsfähigkeit können die Folge sein. Erschöpfung durch mangelnde Erholung führt zu reduzierter allgemeiner Belastbarkeit (Keck & Saraceno, 2009), die wiederum zu Konzentrationsbeschwerden und geringerer Leistungsfähigkeit beitragen kann. Kim et al. (2011) zeigen auf, dass mit steigendem Stress der erwerbstätigen pflegenden Angehörigen die Unterbrechungen der Erwerbstätigkeit steigen. Franke & Reichert (2010) stellen heraus, dass Erwerbstätigkeit mit unterstützenden betrieblichen Maßnahmen und effektiven Copingstrategien die Belastungen der Pflege reduzieren kann. Skaalvik et al. (2016) zeigen, dass Erwerbstätigkeit trotz der Vereinbarungsproblematik als unterstützend für das Wohlbefinden erlebt wird. Franke & Reichert (2010) kommen zu der Erkenntnis, dass die Pflege eines älteren Menschen weiterhin ein Tabu am Arbeitsplatz darstellt. Eine pflegesensible Unternehmenskultur bildet die Basis für das Gelingen der Vereinbarkeit von Pflege und Erwerbstätigkeit. Vorgesetzte und Kollegen, die instrumentelle und emotionale Unterstützung anbieten, tragen zur Entlastung bei (Franke & Reichert, 2010). Reid et al. (2010) konnten nachweisen, dass die Unterstützung erwerbstätiger Pflegender sich positiv auf das Wohlbefinden und das Selbstwertgefühl auswirkt.

> **Auf einen Blick**
> ▬ Belastungen werden durch eigene Copingstrategien beeinflusst.
> ▬ Informationen und Beratung wirken entlastend.
> ▬ Beratung und Informationen sollten individuell an den Angehörigen angepasst sein.
> ▬ Beratung sollte Informationen zu den Bereichen finanzielle Unterstützung, soziale Netzwerke, Entlastung, Umgang mit Erkrankungen sowie professionelle Angebote beinhalten.

Wie belastend die Pflegesituation durch den einzelnen pflegenden Angehörigen erlebt wird und wie gut sie in den Lebenslauf integriert und bewältigt werden kann, hängt mit verschiedenen Faktoren zusammen. So wirken sich unter anderem die Beziehung zwischen Pflegebedürftigem und pflegendem Angehörigen (Reid et al., 2010; Franke & Reichert, 2010), die verfügbaren Copingstrategien in neuen Lebenssituationen und die Unterstützung durch Dritte individuell aus (Franke & Reichert, 2010). Individuelle Faktoren der pflegenden Angehörigen wie Rollenbewertung sowie intrinsische (psychologische Resilienz) und extrinsische (soziale Unterstützung) Ressourcen beeinflussen die Erfahrungen (Shuter et al., 2014). Angehörige nehmen psychologische Unterstützung in Anspruch oder brauchen psychologische Hilfe (Slaalvik et al., 2016). Gefühle von Empathie und Liebe reduzieren das Gefühl von Belastung und führen zu einer positiveren Bewertung der Pflegesituation durch die Angehörigen (Monin et al., 2015). Die Bewältigung der Pflege kann durch finanzielle Unterstützung, soziale Kontakte und die Weiterführung eigener Freizeitbeschäftigungen erleichtert werden. Auch Pausen vom Pflegealltag, praktische Unterstützung sowie professionelle Beratung werden als entlastend erlebt (McCann et al., 2015). Angehörige benötigen Informationen über Symptome der Erkrankungen. Insbesondere bei demenziellen Erkrankungen gibt es einen Bezug zwischen dem Verständnis der Erkrankung, dem Verstehen des Verhaltens des Angehörigen mit Demenz und den emotionalen Reaktionen des pflegenden An- oder Zugehöri-

Herausforderungen für pflegende Angehörige

- Eine Entscheidung treffen
- Die Pflege als Aufgabe sehen
- Sich Kenntnisse über die Krankheit und die Pflegesituation aneignen
- Flexibilität im Umgang mit sich ändernden Anforderungen entwickeln (Seidl & Labenbacher, 2007)

◻ **Abb. 3.12** Herausforderungen für pflegende Angehörige

gen. Praktische Informationen zu Angeboten von Gesundheitsdienstleistungen sowie soziale und finanzielle Unterstützung sind ebenfalls hilfreich (Stokes et al., 2014).

Davis et al. (2014) stellen in ihrer Studie exemplarisch unterschiedliche Typen von pflegenden Partnern dar. Der Typus – anpassend, Kämpfer, Manager – gibt Aufschluss über die Form der benötigten Unterstützung. Deutlich wird, dass pflegende Angehörige unterschiedliche Strategien haben um die Herausforderungen der Pflegeaufgaben zu bewältigen (◻ Abb. 3.12). Daher benötigen sie auch individuelle Unterstützungsangebote.

Der sich **anpassende Typ** reflektiert lösungsorientiert eigene Strategien aus Vorerfahrungen und ist auf die positiven Seiten der Pflege fokussiert. Er erlebt sich behilflich und gemeinschaftlich im Kontakt zu seinem Angehörigen und geht von Veränderungen in der Pflegesituation aus. Er braucht vorausschauende Begleitung, die Informationen zur Verfügung stellt, wo und wie Unterstützung zur Entlastung gefunden werden kann.

Der **Kämpfer** ist auf Situationen fokussiert, die er nicht bewältigen kann oder will. Er reflektiert wiederholt ungelöste Probleme. Er sieht sich selbst als den einzigen, der sich um den Pflegebedürftigen kümmert. Er sieht sich selbst als unfähig, zukünftige Situationen bewältigen zu können. Die Kämpfer haben das höchste Belastungserleben, insbesondere bei depressiven Symptomen und fühlen sich alleine. Sie brauchen intensive Interventionen, um Pflegeprobleme zu ordnen und zu lösen, effektive Managementstrategien zu entwickeln und um Unterstützung zu bitten und diese zuzulassen.

Manager bieten Leistungen an und koordinieren diese. Sie fokussieren auf die funktionalen Einschränkungen und Verluste ihrer An-

Aufgaben für die Pflege

- Pflegende Angehörige als Zielgruppe für Gesundheitsförderung und Prävention erkennen
- Belastungen pflegender Angehöriger frühzeitig wahrnehmen lernen
- Fähigkeiten zur Durchführung geeigneter Angebote erwerben
- Passende Angebote im Rahmen pflegerischen Handelns anbieten

Abb. 3.13 Aufgaben für die Pflege

gehörigen, die Aufgaben, die zu erfüllen sind und die Ressourcen, die dazu notwendig sind. Sie beziehen die Pflegebedürftigen weniger mit ein. Sie setzen sich Begrenzungen, wie lange und unter welchen Umständen sie die Pflege übernehmen wollen. Häufig bedeutet dies: solange die Situation stabil ist. Sie erleben Verhaltensdefizite der Pflegebedürftigen als Probleme. Als Probleme werden die Ablehnung von Körperpflege, herausfordernden Persönlichkeitsveränderungen und Verhaltensweisen, steigenden soziale Isolation und zwischenmenschliche Konflikte mit anderen erlebt. Sie brauchen Informationen, um verfügbare Angebote zu finden, in Anspruch zu nehmen und zu reflektieren.

Interventionen, die an die individuellen Stile angepasst werden können, versprechen den größten Erfolg (Davis et al., 2014). Notwendig ist, dass persönliche Präferenzen für Informationen berücksichtigt werden und die Informationen an den derzeitigen Bedarf angepasst sind und nicht überfordern. Pflegende Angehörige beschreiben einen Mangel an Partnerschaft in der Zusammenarbeit mit professionellen Diensten. Dies hat Bedeutung für Schulungen der professionellen Gesundheitsdienstleister, die mit Angehörigen und Pflegebedürftigen arbeiten (**Abb. 3.13**). Professionelle Gesundheitsdienstleister sollten Wege finden, um Angehörige zu unterstützen, ihre Zufriedenheit durch Selbstwirksamkeit in herausfordernden Situationen zu erhöhen und die wahrgenommen Belastungen zu reduzieren (Stokes et al., 2014).

Dokumentarfilm

Der Dokumentarfilm »Kalp unutmaz – Das Herz vergisst nicht« gibt ausschnittsweise das Erleben türkischer pflegender Angehöriger in der häuslichen Versorgung wieder. Zwei Familien, die eine Angehörige mit demenzieller Erkrankung und körperlichem Pflegebedarf pflegen, werden vorgestellt. Der Film geht auf individuelle Belastungen in sich verändernden Pflegesituationen ein. Die Familien berichten von ihren Erfahrungen im professionellen Gesundheitssystem, dem Pflege- und Beratungsbedarf, persönlichen Copingstrategien und der Bedeutung des kulturellen Hintergrunds. Dabei wird die Individualität und Unterschiedlichkeit zwischen den beiden Familien deutlich. Je nach Zeitumfang der Schulung können Ausschnitte oder der ganze Film angesehen werden. Um anschließend über den Film mit den Teilnehmern in ein Gespräch zu kommen, bieten sich Gesprächsleitfragen an. Durch die Fragen werden die Teilnehmer ermutigt, über wesentliche Aspekte des Films nachzudenken, die in den weiteren Modulen aufgegriffen und vertieft werden.

> **Gesprächsleitfragen**
> — Welche Belastungen der pflegenden Angehörigen werden dargestellt?
> — Welche migrationsspezifischen Besonderheiten werden deutlich?
> — Welchen Beratungsbedarf haben pflegende Angehörige mit Migrationshintergrund?
> — Was bedeutet das für meine Arbeit?

In bereits durchgeführten Schulungen innerhalb der KURVE-Projektlaufzeit sind von den Teilnehmerinnen relevante Aspekte benannt worden, die auf der Pinnwand (◘ Abb. 3.14) für die professionelle Pflege exemplarisch dargestellt werden, um einen Eindruck in mögliche Antwortkategorien aufzuzeigen. Die Aspekte werden in jeder Gruppe variieren.

■ **Übungen**

Die Teilnehmer diskutieren, welches Wissen und welche Kompetenzen sie zur Beratung und Schulung von pflegenden Angehörigen mit und ohne Migrationshintergrund brauchen. Sie diskutieren ihren eigenen Fortbildungsbedarf. Die Schulungsleitung kann die Pinnwand (◘ Abb. 3.15) nutzen, die Leitfragen für die praktische Übung enthält. Die Leitfragen können zur Orientierung während der Übung auf einer Meta-Plan-Wand sichtbar gezeigt werden. Diese muss vor der dem Schulungstermin vorbereitet werden, um den Schulungsablauf nicht zu verzögern.

Die Teilnehmer erstellen einen Gesprächsleitfaden für ein Gespräch im Rahmen der Hausaufgabe. Die Fragen für den Gesprächsleitfaden werden von den Teilnehmern aus dem theoretischen Wissen und der Übung abgeleitet. Die Fragen sollten so formuliert sein, dass sie die Gesprächsteilnehmer zum Erzählen animieren. Dabei sind offene Fragen den geschlossenen Fragen vorzuziehen.

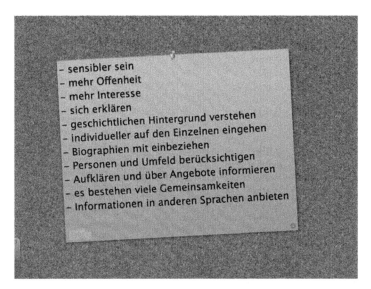

◻ Abb. 3.14 Pinnwand. Reflexion professionellen Handelns

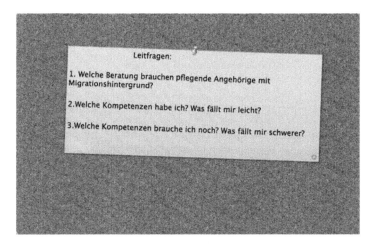

◻ Abb. 3.15 Pinnwand. Beratungskompetenzen

■ **Hausaufgabe**

Die Teilnehmer führen bis zur nächsten Schulungseinheit ein Gespräch mit einer von ihnen versorgten Familie. Für dieses Interview entwickeln sie gemeinsam einen Gesprächsleitfaden. Ziel ist hierbei das Sammeln von Informationen über die individuellen Belastungen und Ressourcen der Familien. Dazu können beispielsweise Unsicherheiten oder Stärken in Bezug auf Pflegetechniken und -hilfsmittel oder Erkrankungen gehören, weiterhin Konflikte oder Ressourcen innerhalb der Familie und anderen Netzwerken. Die eigene Gesundheit und Entlastung der pflegenden Angehörigen sowie Integration individueller Bedürfnisse in den Pflegealltag werden thematisiert. Die Ergebnisse stellen die Teilnehmer bei dem nächsten Fortbildungstermin in Form eines Kurzreferats dar.

> **Tipp**
>
> Diese Hausaufgabe kann zusammen mit der Hausaufgabe aus
> ▶ Abschn. 3.2 erarbeitet werden.

3.4   Transkulturelle Kompetenz

» Nach allen Seiten so ein bisschen offen sein. Ich glaube, da kann man viel heraushören und erfahren. Es wird pauschalisiert.

■ **Modulplan**

Dauer	Sequenz	Inhalt	Didaktische Methode	Material und Medien
10	Theoretisches Wissen	Verständnis und Definition von transkultureller Kompetenz	Vortrag: - Power-Point-Präsentation	Laptop Beamer PPP: 03_Modul 1_Transkulturelle Kompetenz
15	Modulabschluss	»Blitzlicht«	Abschlussrunde: - Einzelrückmeldung in der Gruppe	Stift Papier

■ **Modulziele**

Die Teilnehmer können die Begrifflichkeiten Multikulturalität, Interkulturalität und Transkulturalität definieren und anwenden. Sie reflektieren die Bedeutung des Begriffs Transkulturalität für ihren Alltag als professionell Pflegende. Ausgehend von dem Ansatz der transkulturellen Pflegekompetenz sind sie in der Lage, individuelle Pflegeanamnesen zu erheben und die Pflege mit den Pflegebedürftigen und deren An- und Zugehörigen zu planen und durchzuführen. Als Multiplikatoren tragen sie ihre transkulturelle Kompetenz in die Pflegeteams weiter.

■ **Theoretisches Wissen**

http://extras.springer.com/2018/978-3-662-54749-6.03_Modul 1_Transkulturelle Kompetenz

Den Teilnehmer werden Verständnis und Definition von transkultureller Kompetenz in der Power-Point-Präsentation: »*03_Modul 1_Transkulturelle Kompetenz*« vorgestellt. Die Teilnehmer erhalten einen Überblick über die Kompetenzen, die sie im Rahmen der Fortbildung vertiefen können. Transkulturelle Kompetenzen werden in allen Modulen der Schulung vertieft oder erworben, weshalb hier keine zusätzlichen Übungen oder Hausaufgaben vorgesehen sind. In diesem Modulinhalt lernen die Teilnehmer die Begrifflichkeiten Multikulturalität, Interkulturalität und Transkulturalität voneinander zu unter-

Definition „Transkulturelle Pflege"

- Keine einheitliche Definition von „Transkulturalität"
- **Multikulturalität:** friedliches Nebeneinander von verschiedenen Kulturen
- **Interkulturalität:** Begegnung zwischen den Kulturen, mögliche Reibungsflächen
- **Transkulturalität:** über das Kulturelle hinausgehend, verbindend, gemeinsam
- Die Bezugskulturen werden dabei zunehmend selbst transkulturell (Domenig, 2007)

◘ Abb. 3.16 Definition »Transkulturelle Pflege«

scheiden (◘ Abb. 3.16). Diese Begriffe werden in der Umgangssprache häufig synonym verwendet.

Dabei wird deutlich, dass es keine klar voneinander abgegrenzte Kultur (mehr) gibt, auf die sich bezogen werden kann. Das Verständnis von Kultur ist dynamisch und von der Umwelt sowie den Erfahrungen und Entscheidungen des Individuums geprägt. Im professionellen Kontext setzt dies voraus, dass wir den Pflegebedürftigen Menschen mit Migrationshintergrund sowie deren An- und Zugehörigen mit Offenheit begegnen und Pauschalisierungen vermeiden (◘ Abb. 3.17).

Daraus folgt, dass professionell Pflegende die Kompetenz besitzen, individuelle Anamnesen und Pflegeplanungen mit den Pflegebedürftigen und deren An- und Zugehörigen zu erstellen (◘ Abb. 3.18). Sie greifen dazu auf eine umfassende Anamnese zurück. Kenntnisse, die zu einer Gewährleistung der Handlungskompetenzen beitragen, werden im *Modul 2_Rahmenbedingungen: Finanzierung und Beratung* vermittelt und erlernt (▶ Kap. 4).

3.5 Abschluss von Modul 1

Das *Modul 1: Belastungserleben pflegender Angehöriger* führte grundlegend in die Thematik der transkulturellen Kompetenz ein. Vermittelt wurden Kenntnisse der Geschichte der Migration in Deutschland (▶ Abschn. 3.2), um den Teilnehmer ein Verständnis für die Migrationsgeschichten pflegebedürftiger Migranten und deren An- und Zugehörige zu ermöglichen. Zusätzlich vermittelte das Modul 1 Hintergrundwissen über die Situation pflegender Angehöriger (▶ Abschn. 3.3). Dabei wurde auf das allgemeine Belastungserleben sowie migra-

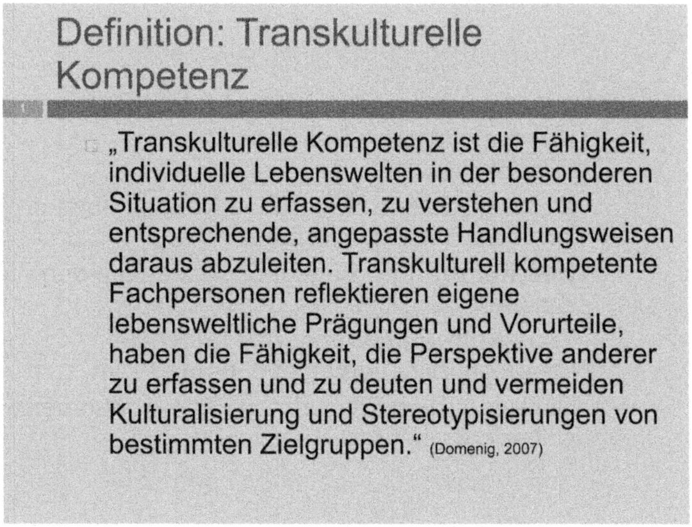

Definition: Transkulturelle Kompetenz

„Transkulturelle Kompetenz ist die Fähigkeit, individuelle Lebenswelten in der besonderen Situation zu erfassen, zu verstehen und entsprechende, angepasste Handlungsweisen daraus abzuleiten. Transkulturell kompetente Fachpersonen reflektieren eigene lebensweltliche Prägungen und Vorurteile, haben die Fähigkeit, die Perspektive anderer zu erfassen und zu deuten und vermeiden Kulturalisierung und Stereotypisierungen von bestimmten Zielgruppen." (Domenig, 2007)

◘ Abb. 3.17 Definition »Transkulturelle Kompetenz«

Transkulturelle Kompetenz

Handlungskompetenzen
- Fähigkeit, eine **adäquate Verständigungsbasis** sicherzustellen und in unterschiedlichen Kontexten angemessen und sachgerecht zu kommunizieren
- Fähigkeit, den **Gesundheitsversorgungsprozess** unter Einbezug der Erklärungsmodelle von Patienten in Bezug auf Krankheitsursachen, Behandlung und Verlauf auszuhandeln
- Fähigkeit, den **gleichberechtigten Zugang** zu den Dienstleistungen sicherzustellen und Zusammenhänge zwischen Migration und Gesundheit zu erkennen (Domenig, 2007)

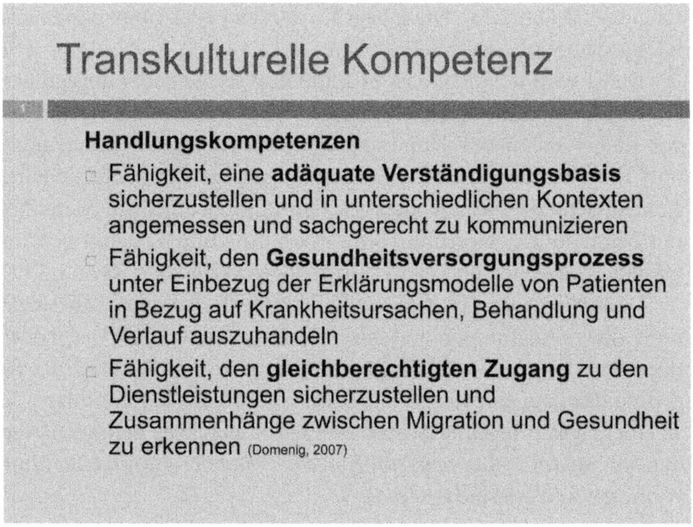

◘ Abb. 3.18 Transkulturelle Kompetenz

tionsspezifische Besonderheiten eingegangen. Abschließend lernten die Teilnehmer den Begriff der transkulturellen Kompetenz zu definieren und von anderen Begriffen abzugrenzen (▶ Abschn. 3.4). Aus diesen Inhalten leitet sich bereits eine Vorstellung von den Beratungskompetenzen ab, die für die professionelle Pflege von Menschen mit Migrationshintergrund bedeutsam sind. Auf diese Kompetenzen wird im *Modul 2: Rahmenbedingungen: Finanzierung und Beratung* eingegangen (▶ Kap. 5).

Am Modulabschluss führt die Schulungsleitung ein »Blitzlicht« durch, um von den Teilnehmern eine Rückmeldung zur Durchführung des Modul 1 zu erhalten. Die Teilnehmer werden durch die Schulungsleitung aufgefordert, der Gruppe zurückzumelden, wie sie die Teilnahme am Modul 1 erlebt haben. Die Teilnehmer gehen dabei in der Regel auf Aspekte der Schulungsinhalte, der Didaktik, der sozialen Dynamik zwischen der Schulungsleitung und der Gruppe sowie persönliche Gedanken und Gefühle ein. Das »Blitzlicht« gibt der Schulungsleitung Hinweise, die für die Gestaltung der weiteren Module genutzt werden können, sofern es der Schulungsleitung sinnvoll erscheint und sie dies umsetzten kann. Zusätzlich zum »Blitzlicht« kann auch eine *Evaluation nach jedem Schulungstermin*, wie in ▶ Kap. 2 beschrieben, durchgeführt werden.

Literatur

Ask H, Langballe EM, Holmen J et al (2014) Mental health and wellbeeing in spouses of persons with dementia: the Nord-Trøndelag health study. BMC Public Health 14: 413

BAMF (2015) http://www.bamf.de/DE/Migration/Spaetaussiedler/spaetaussiedler-node.html (Letzter Zugriff: 20.06.2017)

Bastawrous M, Gignac MA, Kapral MK, Cameron JI (2015) Adult daughters providing post-stroke care to a parent: A qualitative study of the impact that role overload has on lifestyle, participation and family relationships. Clinical rehabilitation 29: 592–600

BMG (2011) Abschlussbericht zur Studie »Wirkungen des Pflege-Weiterentwicklungsgesetzes«. Bericht zu den Repräsentativerhebungen im Auftrag des Bundesministeriums für Gesundheit Berlin. https://www.tns-infratest.com/.../2011_abschlussbericht_wirkungen_des_pflege-weiteren... (Letzter Zugriff am 02.07.2017)

Brzoska P, Razum O (2011) Migration und Pflege. In: Schaeffer D. Wingenfeld K (Hrsg.) Handbuch Pflegewissenschaft. Juventa, Weinheim München

Buchcik J (2015) Factors and Structures of the Sf-36 Health-related Quality of Life among Turkish and Polish Migrants and German Natives. https://www.researchgate.net/profile/Johanna_Buchcik/publication/298722819_Factors_and_Structures_of_the_SF-36_Health-Related_Quality_of_Life_among_Turkish_and_Polish_Migrants_and_German_Natives/links/56ea9b4208ae95fa33c82437.pdf?origin=publication_list (Letzter Zugriff: 17.07.2017)

Butterwegge C (2005) Von der »Gastarbeiter«-Anwerbung zum Zuwanderungsgesetz. Migrationsgeschehen und Zuwanderungspolitik in der Bundesrepublik. http://www.bpb.de/gesellschaft/migration/dossier-migration/56377/migrationspolitik-in-der-brd?p=all. (Letzter Zugriff: 15.04.2014).

Davis LL, Chestnutt D, Molloy M et al. (2014) Adapters, strugglers, and case managers: A typology of spouse caregivers. Quality Health Research November 24: 1492–1500

Dietzel-Papakyriakou M, Olbermann E (2005) Gesundheitliche Lage und Versorgung alter Arbeitsmigranten in Deutschland. In: Marschalck P, Wiedl K-H (Hrsg.) Migration und Krankheit. V&R unipress, Göttingen

Domenig D (2007) Transkulturelle Kompetenz. Lehrbuchbuch für Pflege-, Gesundheits- und Sozialberufe. 2. Aufl. Hans Huber, Bern

Duggleby W, Williams A, Ghosh S, et al. (2016) Factors influencing changes in health related quality of life of caregivers of persons with multiple chronic conditions. Health and quality of Life Outcomes 14: 81

Eichler KJ (2008) Migration, transnationale Lebenswelten und Gesundheit. Eine qualitative Studie über das Gesundheitshandeln von Migrantinnen: VS Verlag für Sozialwissenschaften/GWV Fachverlage GmbH, Wiesbaden

EUROFAMCARE (2005) Services for Supporting Familiy Carers for older people in Europe: Characteristics, Coverage and Useage. Zusammenfassende Übersicht der Ergebnisse aus der EUROFAMCARE - Sechs Länder Studie. https://www.uke.de/.../eurofamcare/.../summary_of_findings.pdf. (Letzter Zugriff am 02.07.2017)

Franke A, Reichert M (2010) Carers@work. Zwischen Beruf und Pflege: Konflikt oder Chance? – Ein europäischer Vergleich – Analyse der internationalen Forschungsliteratur. http://www.carersatwork.tu-dortmund.de (Letzter Zugriff: 17.07.2017)

Franke L (2006) Demez in der Ehe. Über die verwirrende Gleichzeitigkeit von Ehe- und Pflegebeziehung. Eine Studie zur psychosozialen Beratung für Ehepartner von Menschen mit Demenz. Mabuse, Frankfurt am Main

Freie und Hansestadt Hamburg – Behörde für Gesundheit und Verbraucherschutz (2012) Älter werden in Hamburg. Bilanz und Perspektiven. http://www.hamburg.de/contentblob/3734038/e99b2085851fb1fc319541e49750a332/data/bericht-aelter-werden-in-hamburg.pdf;jsessionid=2F7AE3253877A095AD5F-734CB0242891.liveWorker2 (Letzter Zugriff: 17.07.2017)

Goddar J, Huneke D (2011) Auf Zeit. Für immer. Zuwanderer aus der Türkei erinnern sich. Ein Projekt der Bundeszentrale für politische Bildung und des Kulturforums Türkei Deutschland e. V. Bonn: Bundeszentrale für politische Bildung. KiWi-Taschenbuch, Köln

Gräßel E (1998) Pflegende Angehörige: Hilfe auch durch Ärzte. Deutsches Ärzteblatt 95: A-2382/B-2055/C-1907

Keck W, Saraceno C (2009) Balancing elderly care and employment in Germany. https://www.econstor.eu/bitstream/10419/57647/1/597774951.pdf (Letzter Zugriff: 17.07.2017)

Kim J, Ingersoll-Dayton B, Kwak M (2011) Balancing Eldercare and Employment: The Role Work interruptions and supportive Employers. Journal of Applied Gerontology 11: 13–16

Knipper M, Bilgin Y (2009) Migration und Gesundheit. Konrad-Adenauer-Stiftung e.V. Sankt Augustin/Berlin

Medienprojekt Wuppertal e.V. (2011) Kalp unutmaz. Das Herz vergisst nicht. www.medienprojekt-wuppertal.de

Mestheneos E, Triantafillou J (2005) EUROFAMCARE. Services for Supporting Familiy Carers for older people in Europe: Characteristics, Coverage and Useage. Zusammenfassende Übersicht der Ergebnisse aus der EUROFAMCARE – Sechs Länder Studie 3. https://www.uke.de/extern/eurofamcare/documents/nabares/peubare_a5.pdf. (Letzter Zugriff: 17.07.2017)

Meyer M (2006) Pflegende Angehörige in Deutschland. Ein Überblick über den derzeitigen Stand und zukünftige Entwicklungen. LIT, Münster

Neubauer S, Holle R, Menn P, Großfeld-Schmitz M, Graesel E (2008) Measurement of Informal Care Time in a Study of Patients with Dementia. International Psychogeriatrics 20: 1160–1176

McCann TV, Bamberg J, McCann F (2015) Family carers´experience of caring for an older parent with severe and persistent mental illness. International Journal of Mental Health Nursing 24: 203–212

Monin JK, Schulz R, Feeney BC (2015) Compassionate love in individuals with alzheimer's disease and their spousal caregivers: Associations with caregivers' psychological health. Gerontologist 55: 981–989

Olbermann E (2010) Gesundheitsförderung und Primärprävention bei älteren Migrantinnen und Migranten: Ausgewählte Projektergebnisse. Informationsdienst Altersfragen 6: 3–8

Pertl MM, Lawlor BA, Robertson IH, Walsh C, Brennan S (2015) Risk of Cognitive and functional impairment in spouses of people with dementia: Evidence from the healthand retirement study. Journal of Geriatric Psychiatry and Nerology 28: 260–271

Razum O, Zeeb H, Meesmann U et al. (2008) Schwerpunktbericht der Gesundheitsberichterstattung des Bundes. Migration und Gesundheit. http://www.
gbe-bund.de/pdf/migration.pdf (Letzter Zugriff: 17.07.2017)

Reid RC, Stajduhar KI, Chappell NL (2010) The impact of work interferences on
family caregiver outcomes. Journal of Applied Gerontology 29: 267–289

Schenk L (2008) Gesundheit und Krankheit älterer und alter Migranten. In: Kuhlmey
A, Schaeffer D (Hrsg.) Alter, Gesundheit und Krankheit, 1. Aufl. Huber, Bern

Schneekloth U, Wahl HW (2005) Möglichkeiten und Grenzen selbständiger Lebens-
führung in privaten Haushalten (MuG III). Repräsentativbefunde und
Vertiefungsstudien zu häuslichen Pflegearrangements, Demenz und professionellen Versorgungsangeboten. https://www.bmfsfj.de/blob/79306/eac099e-
1655fa73eb5866d5b33b7e998/selbststaendigkeit-im-alter-kurzfassung-data.
pdf (Letzter Zugriff: 17.07.2017)

Schopf C, Naegele G (2005) Alter und Migration. Ein Überblick. Zeitschrift für
Gerontologie und Geriatrie: 38: 384–395

Scott B, Schulz R (1999) Caregiving as a Risk Factor for Mortality. The Caregiver
Health Effects Study. JAMA 282: 23

Seidl E, Labenbacher S (2007) Pflegende Angehörige im Mittelpunkt. Studien und
Konzepte zur Unterstützung pflegender Angehöriger demenzkranker Menschen. Böhlau, Wien Köln Weimar.

Enquete-Kommission des Landtags von Nordrhein-Westfalen (2005) Situation und
Zukunft der Pflege in NRW. https://www.landtag.nrw.de/portal/WWW/GB_I/I.1/
EK/EKALT/13_EK3/Abschlussbericht/Abschlussbericht_gesamt_Teil_1.pdf
(Letzter Zugriff: 17.07.2017)

Shuter P, Beattie E, Edwards H (2014) An exploratory study of grief and health-
related Quality of life for caregivers of people with dementia. American Journal
of Alzheimers`s desease & other Dementias 29: 379–385

Skaalvik MW, Norberg A, Normann K, Fjelltun AM, Asplund K (2016): The experience
of self and threats to sense of self among relatived caring for people with
alzheimer`s disease. Dementia 15: 467–480

Statistisches Amt für Hamburg und Schleswig Holstein (2010) Bevölkerung mit
Migrationshintergrund in den Hamburger Stadtteilen. http://www.statis-
tik-nord.de/uploads/tx_standocuments/SI_SPEZIAL_V_2010_01.pdf (Letzter
Zugriff: 20.06.2017)

Statistisches Bundesamt (2015) Bevölkerung Deutschlands bis 2060. 13. Koordinierte Bevölkerungsvorausberechnung. https://www.destatis.de/DE/Publika-
tionen/Thematisch/Bevoelkerung/VorausberechnungBevoelkerung/Bevoelker
ungDeutschland2060Presse5124204159004.pdf?__blob=publicationFile
(Letzter Zugriff: 17.07.2017)

Statistisches Bundesamt (2009) Bevölkerung und Erwerbstätigkeit. Bevölkerung mit
Migrationshintergrund. Ergebnisse des Mikrozensus 2007, Wiesbaden. https://
www.destatis.de/DE/Publikationen/Thematisch/Bevoelkerung/Migration
Integration/Migrationshintergrund2010220077004.pdf?__blob=publication-
File (Letzter Zugriff: 17.07.2017)

Statistisches Bundesamt (2013) Zensus 2011. Ausgewählte Ergebnisse. Tabellen-
band zur Pressekonferenz am 31.05.2013 in Berlin. https://www.destatis.de/DE/
PresseService/Presse/Pressekonferenzen/2013/Zensus2011/Pressebroschuere_
zensus2011.pdf?__blob=publicationFile (Letzter Zugriff: 17.07.2017)

Statistisches Bundesamt (2016) Datenreport 2016. Kapitel 7 Sozialstruktur und
soziale Lagen. https://www.destatis.de/DE/Publikationen/Datenreport/Down-
loads/Datenreport2016Kap7.pdf?__blob=publicationFile (Letzter Zugriff:
17.07.2017)

Stephens M, Townsend A, Martire L, Druley J (2001) Balancing Parent Care with
Other Roles. The Journals of Gerontology Series B: Psychological Sciences and
Social Sciences 56: 29–33

Verband Deutscher Städtestatistiker (2012) Migrationshintergrund in der Statistik – Definitionen, Erfassung und Vergleichbarkeit. Materialien zur Bevölkerungsstatistik, Heft 2. http://www.staedtestatistik.de/fileadmin/vdst/AG_Bevoelkerung/Publikation/Heft2_Migrationshintergrund.pdf. (Letzter Zugriff: 20.06.2017)

Zache, H, Jimmieson NL, Winter G (2012) Eldercare Demands, mental Health, and Work Performance: The Moderating Role of Satisfaction With Eldercare Tasks. Journal of Occupational Health Psychology 17: 55–61

Modul 2: Rahmenbedingungen: Finanzierung und Beratung

© Springer-Verlag GmbH Deutschland 2018
C. Petersen-Ewert et al., *Transkulturell pflegen*
DOI 10.1007/978-3-662-54750-2_4

4.1   Übersicht über Modul 2

Dieses Modul besteht aus zwei Modulinhalten:
1. Finanzierung,
2. Beratung.

- **Lernziele »Finanzierung«**
- Die Teilnehmer kennen Rahmenbedingungen und Finanzierungsmöglichkeiten.
- Die Teilnehmer reflektieren eigene Erfahrungen bei der Informationsbeschaffung.

- **Meilensteine**
- Die Teilnehmer fühlen sich kompetent hinsichtlich der Finanzierung der Pflege.

- **Lernziele »Beratung«**
- Die Teilnehmer kennen verschiedene Beratungsangebote.
- Die Teilnehmer kennen Beratungsangebote in polnischer oder türkischer Sprache.
- Die Teilnehmer reflektieren eigene Erfahrungen bei der Informationsbeschaffung.

- **Meilensteine**
- Die Teilnehmer können pflegende Angehörige beraten und begleiten.

Benötigte Materialien
- Beamer
- Laptop
- PPP: 04_Modul 2_Rahmenbedingungen Finanzierung und Beratung
- Internetzugang
- Informationsmaterialien: www.bmg.bund.de/themen/pflege.html
- Flyer über Beratung und Information
- Metaplanwand
- Metaplankarten
- Stifte
- Papier
- Tesafilm

4.2   Finanzierung

» Meine Schwester meinte, äh, was hat sie denn gesagt? Dadurch,
dass sie ja die Sprache nicht konnte, dass sie wahrscheinlich ihre
Rechte nicht hatten…

▪ **Modulplan**

Dauer (in Minuten)	Sequenz	Inhalt	Didaktische Methode	Material und Medien
20	Hausaufgabe	Ergebnisse der Hausaufgabe aus dem letzten Modul	Entspricht der Hausaufgabe	Beamer Laptop Stift Papier
30	Theoretisches Wissen	Leistungsanspruch der Pflegeversicherung	Vortrag: - Power-Point-Präsentation	PPP: 04_Modul 2_Rahmenbedingungen: Finanzierung und Beratung
30	Reflexion	Reflexion persönlicher Erfahrungen mit der Beratung zu Ansprüchen der Pflegeversicherung. Welche Erfahrungen könnten Menschen mit Migrationshintergrund machen?	Gruppenarbeit: - Lesen von Gesetzestexten und Informationsmaterialien zur Pflegeversicherung	Gesetzestexte und Informationsmaterialien zur Pflegeversicherung
30	Übungen	Recherche und Auswahl von Texten für die Beratung von Pflegebedürftigen mit Migrationshintergrund und deren An- und Zugehörigen	Gruppenarbeit: - Recherche - Lesen von Texten	Internetzugang 2 bis 3 Laptop's Beamer
10	Hausaufgabe	Beratung eines Pflegebedürftigen mit Migrationshintergrund sowie seinen An- und Zugehörigen zu Leistungen der Pflegeversicherung	Einzelübung: - Beratungsgespräch	Im Modul recherchierte Gesetzestexte und Informationsbroschüren

▪ **Modulziele**

Die Teilnehmer können pflegende Angehörige und Pflegebedürftige
mit Migrationshintergrund adäquat beraten. Als wesentlicher Bedarf
hat sich das Wissen über den Leistungsanspruch der Pflegeversicherung herausgestellt. In diesem Zusammenhang gibt es Defizite und
Informationsbedarf seitens der Pflegebedürftigen und deren An- und
Zugehörigen. Als Grundlage kennen die Teilnehmer den aktuellen
Leistungskatalog der Pflegeversicherung. Darüber hinaus sind sie in
der Lage, Informations- und Beratungsmaterial in anderen Sprachen
zu beschaffen, bereitzuhalten und anzubieten. In einer praktischen
Übung haben sie dies erprobt und reflektiert.

■ **Theoretisches Wissen**

Die Power-Point-Präsentation »*04_Modul 2: Rahmenbedingungen Finanzierung und Beratung*« führt die Teilnehmer in das Thema ein. Die Präsentation stellt den Leistungsanspruch der Kranken- und Pflegeversicherung entsprechend des aktuellen Stands vom 01.01.2017 dar. Mögliche Änderungen des Leistungsanspruchs aufgrund von Anpassungen nach der Veröffentlichung sind zu beachten. Die Teilnehmer gewinnen Sicherheit in Bezug auf diese Beratungsinhalte und können sie in der täglichen Praxis einbringen.

■ **Reflexion**

Die Teilnehmer reflektieren ihr Vorwissen über Leistungen der Pflegeversicherung. Durch das gemeinsame Lesen der Gesetzestexte beraten sie, ob diese verständlich sind. Sie teilen mit, wie sie sich in Hinblick auf Rechte und Möglichkeiten der Finanzierung der Pflege beraten fühlen. Weiterhin überlegen sie, welche Erfahrungen pflegende Angehörige mit Migrationshintergrund machen könnten.

> **Tipp**
>
> Das Informationsmaterial ist über das Bundesministerium für Gesundheit, Krankenkassen, Pflegestützpunkte und weitere Stellen erhältlich.

■ **Übungen**

Die Teilnehmer lesen gemeinsam aktuelle Gesetzestexte und Informationsbroschüren. Sie tauschen sich darüber aus, welche Informationen diese enthalten und wie gut sie zu verstehen sind. Sie überlegen gemeinsam, welche Texte sich besonders für die Beratung von pflegenden Angehörigen mit Migrationshintergrund eignen und begründen dies. Sie recherchieren im Internet, welche Broschüren und Texte auch in anderen Sprachen erhältlich sind.

■ **Hausaufgabe**

Die Teilnehmer führen bis zur nächsten Schulungseinheit eine Beratung mit einem Pflegekunden mit Migrationshintergrund durch. Inhalt der Beratung ist der individuelle Leistungsanspruch bezogen auf den Bedarf. Die Teilnehmer können dabei die Informations- und Beratungsmaterialien sowie ihre Kenntnisse zu den Leistungen der Pflegeversicherung anwenden. Die Erfahrungen werden in der nächsten Schulungseinheit berichtet und reflektiert.

4.3   Beratung

> ❯❯ Jetzt überlege ich, meine Schwiegermutter wiegt 120 Kilo. Was wäre, wenn sie bettlägerig ist? Wir könnten sie nie hochheben. Also, wir bräuchten auf jeden Fall eine professionelle Hilfe, die uns hier hilft.

- **Modulplan**

Dauer (in Minuten)	Sequenz	Inhalt	Didaktische Methode	Material und Medien
10	Theoretisches Wissen	Allgemeine und spezifische Beratungsangebote	Vortrag: - Power-Point-Präsentation	Beamer Laptop PPP: 04_Modul 2_Rahmenbedingungen: Finanzierung und Beratung
10	Reflexion	Vorwissen über Beratungsangebote	Gruppenarbeit: - Gruppengespräch	Stift Zettel
25	Übungen	Beratungsangebote in der Umgebung Terminplanung	Gruppenarbeit: - Recherche - Telefonat	Laptop oder PC Internetzugang Flyer
10	Hausaufgabe	Beratungsbesuch	Einzelübung: - Beratungsgespräch	Notizen/ Fragen
5	Modulabschluss	»Blitzlicht«	Abschlussrunde: - Einzelrückmeldung in der Gruppe	Stift Papier

- **Modulziele**

Die Teilnehmer erfassen in diesem Modulinhalt die Komplexität der erforderlichen Beratungskompetenzen, die sich aus konkretem Wissen, sozialen und didaktischen Anteilen sowie einer Anpassung der Kenntnisse an die individuelle Situation zusammensetzt. Diese Kenntnisse werden aus allen Modulinhalten zusammensetzen.

- **Theoretisches Wissen**

Eine Power-Point-Präsentation führt die Teilnehmer in das Thema ein. Diese Präsentation, *04_Modul 2_Rahmenbedingungen Finanzierung und Beratung*, definiert, was unter Beratung zu verstehen ist, und unterteilt die Inhalte in medizinisch/pflegerische, psychosozial/systemische sowie rechtliche Aspekte. Sie stellt allgemeine und spezielle Beratungsangebote vor (◘ Abb. 4.1).

- **Reflexion**

Die Teilnehmer reflektieren, anhand der *Definition von Angehörigenberatung* (◘ Abb. 4.2), welche komplexen Anforderungen an die Beratung von Pflegebedürftigen und deren An- und Zugehörigen gestellt werden.

In der Gruppe machen die Teilnehmer sich Gedanken, welche Kompetenzen und welche Kenntnisse sie dafür benötigen und was ihnen dabei leichter oder schwerer fallen würde. Die Leitfragen sind in die Power-Point-Präsentation *04_Modul 2_Rahmenbedingungen Finanzierung und Beratung* integriert. Die Teilnehmer reflektieren ihr Vorwissen über Beratungsangebote für pflegende Angehörige. Sie berichten einander über ihre Erfahrungen.

4

Beratungsangebote

- Pflegestützpunkte
- Pflegekurse für Angehörige
- Telefonische Beratungsstellen
- Besuchsdienste
- Zentrum für technische Hilfen & Wohnraumanpassung
- Barrierefreies Reisen
- Bundesministerium für Gesundheit
- usw.

▣ **Abb. 4.1** Beratungsangebote

Definition Angehörigenberatung

„Beratung von Angehörigen stellt ein flexibles, freiwilliges, nicht bevormundendes und niedrigschwelliges Interaktionsangebot dar (...) mit Einsatz kommunikativer Mittel und Regeln und unter Reflexion der kommunikativen Prozesse und äußerlicher Faktoren (...) in Bezug auf rechtliche, sozialversicherungstechnische, psychosoziale, systemische und medizinisch pflegerische Aspekte (...) um mehr Wissen, Autonomie, Orientierung sowie Coping und Lösungskompetenz zu gewinnen."
(Allwicher, 2009)

▣ **Abb. 4.2** Definition Angehörigenberatung

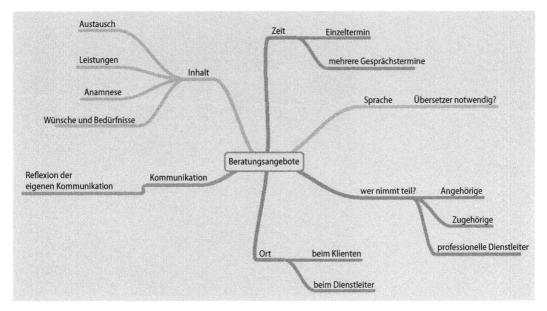

◼ Abb. 4.3 Mindmap. Beratungsangebote

Sie reflektieren, wie einfach oder schwierig es ist, Informationen zu Beratungsangeboten zu erhalten. Nach Aufsuchen eines Angebotes für die Hausaufgabe berichten sie, wie gut sie sich beraten gefühlt haben.

Die Teilnehmer diskutieren weiterhin, welche Erfahrungen pflegende Angehörige mit Migrationshintergrund während der Beratung machen könnten. Beispiele für relevante Aspekte bei der Nutzung von Beratungsangeboten sind auf der Mindmap (◼ Abb. 4.3) aufgeführt.

■ **Übungen**

Die Teilnehmer recherchieren im Internet zu verschiedenen Beratungsangeboten für pflegende Angehörige in der eigenen Umgebung. Sie finden heraus, welche Beratungsangebote auch in anderen Sprachen verfügbar sind. Sie planen einen Termin für ein persönliches Beratungsgespräch. Für das Gespräch überlegen sie sich, welche Informationen sie erhalten möchten. Dies kann aus der beruflichen Praxis oder der Reflexionsübung abgeleitet sein. Die Pinnwand (◼ Abb. 4.4) führt Beispiele von Beratungsangeboten auf, nach denen in der eigenen Umgebung recherchiert werden kann.

■ **Hausaufgaben**

Die Teilnehmer nehmen an der vereinbarten Beratung teil. Inhalt des Beratungsgesprächs können beispielsweise Beratungsbedarfe der von ihnen versorgten Pflegebedürftigen sein. Die Teilnehmer bringen ihre Erfahrungen und neuen Kenntnisse zum nächsten Termin mit.

◨ **Abb. 4.4** Pinnwand. Lokale Beratungsangebote

4.4   Abschluss von Modul 2

Das *Modul 2: Rahmenbedingungen: Finanzierung und Beratung* führte grundlegend in die Thematik der Beratungsbedarfe von Pflegebedürftigen und deren An- und Zugehörigen mit Migrationshintergrund ein. Vermittelt wurden Kenntnisse der Leistungen der Pflegeversicherung in Deutschland, um den Teilnehmer die Beratung pflegebedürftiger Migranten und deren An- und Zugehörige zu ermöglichen. Zusätzlich vermittelte das Modul 2 einen Einblick in die Komplexität von Beratung und Information im Zusammenhang mit der Pflege. Damit wurden die Beratungskompetenzen von professionell Pflegenden nach den Inhalten aus *Modul 1: Belastungserleben pflegender Angehöriger* erweitert. Die Teilnehmer erhielten einen Einblick in die Leistungen der Pflegeversicherung und können dazu beraten. Für die Beratung haben sie passendes Informationsmaterial recherchiert. In der Hausaufgabe konnten sie einen eigenen Eindruck aus einem Beratungs- oder Informationsgespräch gewinnen und diesen vor dem Hintergrund der ersten beiden Module reflektieren.

Am Modulabschluss führt die Schulungsleitung ein »Blitzlicht« durch, um von den Teilnehmern eine Rückmeldung zur Durchführung von Modul 2 zu erhalten. Die Teilnehmer werden durch die Schulungsleitung aufgefordert, in der Gruppe zurückzumelden, wie sie die Teilnahme am Modul 2 erlebt haben. Die Teilnehmer gehen dabei in der Regel auf Aspekte der Schulungsinhalte, der Didaktik, der sozialen Dynamik zwischen der Schulungsleitung und der Gruppe sowie persönliche Gedanken und Gefühle ein. Das »Blitzlicht« gibt der

Schulungsleitung Hinweise, die für die Gestaltung der weiteren Module genutzt werden können, sofern es der Schulungsleitung sinnvoll erscheint und sie dies umsetzten kann. Zusätzlich zum »Blitzlicht« kann auch eine Evaluation durchgeführt werden.

Literatur

Allwicher V (2009) Welche Beratung brauchen pflegende Angehörige: Konzeption einer bedürfnisorientierten Angehörigenberatung aus pflegewissenschaftlicher Perspektive. 1. Aufl. Books on demand, Norderstedt
Bundesministerium für Gesundheit (2016) Wir stärken die Pflege: Die Pflegestärkungsgesetze – Alle Leistungen zum Nachschlagen, 2. aktualisierte Auflage, BMG-P-11005

Modul 3: Krankheit und Krankheitsverarbeitung

© Springer-Verlag GmbH Deutschland 2018
C. Petersen-Ewert et al., *Transkulturell pflegen*
DOI 10.1007/978-3-662-54750-2_5

5.1 Übersicht über Modul 3

Dieses Modul besteht aus einem Modulinhalt:
1. Krankheit und Krankheitsverarbeitung

- **Lernziele »Krankheit und Krankheitsverarbeitung«**
- Die Teilnehmer lernen krankheitsspezifische Belastungen von Pflegebedürftigen und pflegenden Angehörigen mit Migrationshintergrund kennen.
- Die Teilnehmer lernen Copingstrategien von Pflegebedürftigen und pflegenden Angehörigen mit Migrationshintergrund kennen.

- **Meilensteine**
- Die Teilnehmer können eine kultursensible Anamnese erstellen.
- Die Teilnehmer können pflegebedürftige und pflegende Angehörige mit Migrationshintergrund bei der Krankheitsverarbeitung unterstützen und beraten.

Benötigte Materialien
- Beamer
- Laptop
- Metaplanwand
- Metaplankarten
- Stifte
- Film: »Kalp unutmaz – Das Herz vergisst nicht« (www.medienprojekt-wuppertal.de)
- Fallvignette 1: Krankheit und Krankheitsverarbeitung (▶ Abschn. 5.2.1)
- Checkliste: »Transkulturelle Pflegeanamnese«
- Gastvortrag organisieren

5.2 Krankheit und Krankheitsverarbeitung

» Sie hat zum Beispiel nie gefastet. Dann hat sie für die Anderen immer gekocht und Besuch, und dann musste sie immer Rechenschaft abgeben, weil sie ja krank war, warum sie nicht fastet. Sowas habe ich dann erlebt, das war belastend.

- **Modulplan**

Dauer (in Minuten)	Sequenz	Inhalt	Didaktische Methode	Material und Medien
10	Hausaufgabe	Erfahrungen und Ergebnisse aus dem letzten Modul vor	Entspricht der Hausaufgabe	Beamer Laptop
20	Reflexion	Eigene Erfahrungen bei der Beratung zu Krankheit und Krankheitsverarbeitung	Gruppenarbeit: - Gruppengespräch	Stifte Metaplanwand Metaplankarten
30	Übungen	Krankheit und Krankheitsverarbeitung	Gruppenarbeit: - Fallvignette	Fallvignette 1: Krankheit und Krankheitsverarbeitung
40	Theoretisches Wissen	Krankheit und Krankheitsverarbeitung Best Practise Angebote	Vortrag: - Film - Gastdozenten	Film: »Kalp unutmaz – Das Herz vergisst nicht«
5	Hausaufgabe	Transkulturelle Pflegeanamnese	Einzelarbeit: - Erstellen einer Anamnese	Checkliste: »Transkulturelle Pflegeanamnese«

- **Modulziele**

In dieser Einheit steht die Reflexion der Teilnehmer im Vordergrund. Das Modul kann in einem Termin mit dem *Modul 4_Rollenbilder in der professionellen Pflege* angeboten werden. Die Teilnehmer lernen, individuelle Krankheitsverarbeitungsstrategien von Pflegebedürftigen mit Migrationshintergrund, sowie deren An- und Zugehörigen, systematisch zu erfassen und zu reflektieren. Aus der strukturierten Anamnese und der Reflexion eigener Erfahrungen erweitern die Teilnehmer ihre eigene Beratungskompetenz. Sie lösen sich dabei aus pauschalisierenden Vorannahmen. Dabei greifen sie auch auf ihre erweiterten Kompetenzen aus den *Modulen 1_Belastungen und Belastungserleben von pflegenden Angehörigen* und *2_Rahmenbedingungen: Finanzierung und Beratung* zurück. Modul 1 zielte auf das Verständnis und Erleben von Rahmenbedingungen von Migration und Pflegeverantwortung. Modul 2 vermittelte Kenntnisse über vorhandene Beratungs-, Informations- und Unterstützungsangebote im individuellen Umfeld der Teilnehmer. Das *Modul 3_Krankheit- und Krankheitsverarbeitung* verbindet die bisherigen Inhalte der Schulung, die als beeinflussend für das Erleben von und den Umgang mit spezifischen Erkrankungen wahrgenommen werden.

- **Reflexion**

Die Teilnehmer thematisieren eigene Erfahrungen mit Pflegebedürftigen und pflegenden Angehörigen mit Migrationshintergrund hinsichtlich unterschiedlicher Copingstrategien bei spezifischen Erkrankungen.

Die Teilnehmer reflektieren bisherige Beratungsstrategien und die daraus folgenden Auswirkungen in der pflegerischen Versorgung.

Dabei kann es sich um spontane Beratungen während der Pflege, um geplante Beratungsgespräche in der Häuslichkeit, in den Räumen eines Pflegedienstes oder einer anderen Institution handeln. Die Teilnehmer werden aufgefordert, über alle relevanten Situationen zu berichten. Sie werden insbesondere darauf hingewiesen, auch von Situationen zu erzählen, in denen sie ihre eigene Beratungskompetenz als nicht ausreichend erlebt haben. Da es sich um konkrete Beispiele aus der Praxis handelt und die fehlenden Kompetenzen von den Teilnehmer selbst als negativ bewertet werden können, empfiehlt sich hier ein besonders sensibler Umgang mit der Reflexionsaufgabe durch die Schulungsleitung. Gelungene Beratungsstrategien und Situationen können von den Teilnehmern in die eigene Praxis übertragen und probeweise angewendet werden. Dazu eignet sich die Hausaufgabe.

Tipp

Von eigenen Beratungssituationen und fehlenden Kompetenzen zu berichten, kann die Situation auflockern und die Teilnehmer ermutigen, ebenfalls von Beratungssituationen zu Krankheit- und Krankheitsverarbeitung zu erzählen.

■ **Übungen**

Die Teilnehmer setzen sich bei der Bearbeitung einer Fallvignette mit kulturspezifischen Copingstrategien von Pflegebedürftigen und pflegenden Angehörigen mit Migrationshintergrund auseinander. In der *Fallvignette 1: Krankheit- und Krankheitsverarbeitung* (▶ Abschn. 5.2.1) wird auf die Besonderheit der Fastenzeit in Zusammenhang mit dem Management eines Diabetes mellitus Typ 2 eingegangen. Dabei wird die Tradition des gemeinsamen Speisens in der Familie berücksichtigt, das in einigen Familien einmal am Tag sehr ausgiebig gepflegt wird. Die Rolle der Frauen bei der Zubereitung der Speisen spielt dabei ebenfalls eine Rolle. Je nach Gruppengröße kann in einer oder mehreren Gruppen an der Fallvignette gearbeitet werden. Die Teilnehmer erarbeiten die in der Fallvignette erhaltenen Informationen. Sie stellen Vermutungen an, wie die Situation gedeutet werden kann und welche Informationen sie benötigen. Sie besprechen gemeinsam, wie sie als professionell Handelnde in der vorgeben Situation agieren würden. Im Fokus stehen das Erleben der Erkrankung und die Krankheitsverarbeitung. Dabei berücksichtigen sie die Schulungsinhalte aus den *Modulen 1_Belastungen und Belastungserleben von pflegenden Angehörigen und 2_Rahmenbedingungen: Finanzierung und Beratung.* Sie begründen ihr Vorgehen gegenseitig in den Gruppen. Anschließend stellen alle Gruppen, sofern es mehr als eine gibt, einander ihre Arbeitsergebnisse vor und sprechen gemeinsam darüber.

5.2.1 Fallvignette 1: Krankheit und Krankheitsverarbeitung

… Ich fühle mich so müde …

Sie besuchen Frau Cetin in ihrer Wohnung, um ihr beim Auskleiden zu helfen. Frau Cetin steht in der Küche und bereitet verschiedene Speisen zu. Bei Ihrem Eintreffen teilt sie Ihnen mit, dass sie sich noch nicht umziehen möchte, da sie noch Besuch erwartet. Ihre Tochter wird das später übernehmen. Als Sie schon wieder gehen wollen hören Sie, wie sie sagt: »Ich bin so müde und übel ist mir auch. Wie schade, wo doch gleich die Gäste kommen.« Ihnen fällt ein, dass Frau Cetin an Diabetes mellitus erkrankt ist, ihre Therapie aber mit Hilfe der Familie selbst steuert.

- **Theoretisches Wissen**

Der **Film** »Kalp unutmaz – Das Herz vergisst nicht« stellt die Copingstrategien mehrerer türkischer Angehöriger dar. Dabei wird insbesondere auf die Demenzerkrankung mit den Folgen des körperlichen Pflegebedarfs eingegangen. Sollte der Film noch nicht in Gänze gezeigt worden sein, können hier weitere Ausschnitte angeboten werden. Der Fokus wird dabei auf die Strategien der Pflegebedürftigen sowie deren An- und Zugehörigen gelegt. Im Film werden Copingstrategien der Familien dargestellt. Diese können gemeinsam in der Gruppe identifiziert und besprochen werden. Die Ergebnisse werden mit Metaplankarten an der Metaplanwand festgehalten.

Alternativ oder ergänzend bietet sich das Einladen von **Gastdozenten** zu diesem Thema ein: Im Rahmen von Gastvorträgen z. B. des türkischen Besuchsdiensts »Gönüllü« wird ein kulturspezifisches Angebot aus Hamburg zur Krankheitsbewältigung vorgestellt. Der Besuchsdienst bietet ein Angebot für Menschen, die an Demenz erkrankt sind und einen Migrationshintergrund haben. Die Besuche werden in der jeweiligen Muttersprache angeboten. Die Mitarbeiter berichten von ihren praktischen Erfahrungen und beantworten Fragen. Für Schulungen, die nicht in Hamburg stattfinden, können andere Best-Practise-Angebote recherchiert und die Mitarbeiter eingeladen werden. Dazu können beispielsweise kultursensible Wohnangebote (Wohngruppen, Pflegeheime usw.) oder Pflegeberatungsstellen gehören.

- **Hausaufgaben**

Die Teilnehmer erstellen in der Praxis eine Anamnese aus der »Kundenperspektive«. Sie beziehen die pflegenden Angehörigen mit ein. Dabei nutzen Sie zur Unterstützung die Checkliste »Pflegeanamnese« (► Kap. Anhang: ► A8_Checkliste »Pflegeanamnese«), die als Download verfügbar ist und vorher durch die Schulungsleitung verteilt wird. Die Checkliste führt relevante Bereiche auf, die bei der Planung der Pflege berücksichtigt werden sollten. Hintergrundinformationen, die das Erleben und die Verarbeitung spezifischer Erkrankungen beeinflussen, werden strukturiert erhoben und ausgewertet. Hierfür ist es notwen-

http://extras.springer.com/2018/978-3-662-54749-6. A8_Checkliste »Pflegeanamnese«

dig, Informationen, Wünsche und Bedürfnisse der Pflegebedürftigen und deren Familien zu erheben.

Beim nächsten Termin stellen sie am konkreten Fall die wichtigsten Informationen dar, die Auswirkungen auf den Umgang mit Krankheit und Krankheitsverarbeitung haben. Dazu gehören religiöse oder spirituelle Haltungen, Werte und Normen, Familientraditionen, persönliche Erlebnisse und Erfahrungen, Rahmenbedingungen und vieles mehr.

5.3   Abschluss von Modul 3

Das *Modul 3_Krankheit und Krankheitsverarbeitung* vertieft die Inhalte des *Modul 1_Belastungen und Belastungserleben pflegender Angehöriger*. Die Teilnehmer haben sich in einem Fallbeispiel und der Reflexion eigener Erfahrungen aus der Praxis mit konkreten Situationen auseinandergesetzt. Aufbauend auf dem Modul 1 erhalten sie ein Instrument, das sie bei der Erfassung individueller Erfahrungen mit Krankheit und Krankheitsverarbeitung unterstützt. Die Teilnehmer reflektieren dabei den Zusammenhang zwischen Migrationsbiographie, Transkulturalität und individuellen Faktoren, die das Erleben von Erkrankungen und den Umgang damit beeinflussen. Dieses Instrument kann in der Hausaufgabe in der Praxis angewendet und die Erfahrungen damit reflektiert werden.

Am Modulabschluss führt die Schulungsleitung ein »Blitzlicht« durch, um von den Teilnehmern eine Rückmeldung zur Durchführung des *Modul 3_Krankheit und Krankheitsverarbeitung* zu erhalten. Die Teilnehmer werden durch die Schulungsleitung aufgefordert, in der Gruppe zurückzumelden, wie sie die Teilnahme am Modul 3 erlebt haben. Die Teilnehmer gehen dabei in der Regel auf Aspekte der Schulungsinhalte, der Didaktik, der sozialen Dynamik zwischen der Schulungsleitung und der Gruppe sowie persönliche Gedanken und Gefühle ein. Das »Blitzlicht« gibt der Schulungsleitung Hinweise, die für die Gestaltung der weiteren Module genutzt werden können, sofern es der Schulungsleitung sinnvoll erscheint und sie dies umsetzten kann. Zusätzlich zum »Blitzlicht« kann auch eine Evaluation durchgeführt werden.

Literatur

Domenig D (2007) Transkulturelle Kompetenz. Lehrbuch für Pflege-, Gesundheits- und Sozialberufe. 2. Aufl. Hans Huber, Bern

Gönüllü (2017) https://www.facebook.com/TuerkischesLebenMitDemenz/?fref=ts. (Letzter Zugriff 20.06.2017)

Medienprojekt Wuppertal e.V. (2011) Kalp unutmaz. Das Herz vergisst nicht. www.medienprojekt-wuppertal.de

Modul 4: Rollenbilder in der professionellen Pflege

© Springer-Verlag GmbH Deutschland 2018
C. Petersen-Ewert et al., *Transkulturell pflegen*
DOI 10.1007/978-3-662-54750-2_6

6.1   Übersicht über Modul 4

Dieses Modul besteht aus einem Modulinhalt:
1. Rollenbilder in der professionellen Pflege

- **Lernziele »Rollenbilder in der professionellen Pflege«**
- Die Teilnehmer lernen Wünsche und Erwartungen von Pflegebedürftigen und pflegenden Angehörigen mit Migrationshintergrund kennen.
- Die Teilnehmer setzen sich mit eigenen und fremden Rollenerwartungen auseinander.

- **Meilensteine**
- Die Teilnehmer können Pflegearrangements mit Pflegebedürftigen und pflegenden Angehörigen mit Migrationshintergrund innerhalb der Rahmenbedingungen aushandeln und kommunizieren.

Benötigte Materialien
- Beamer
- Laptop
- PPP: 05_Modul 4_Rollenbilder in der professionellen Pflege
- Zeitschriften
- Scheren
- Tesafilm
- Fallvignette 2: Rollenbilder in der professionellen Pflege
- Metaplanwand
- Metaplankarten
- Stifte

6.2   Rollenbilder in der professionellen Pflege

» Und dann auch mehr mit Mama reden, so wie es ihr geht. Ja, so fürsorglich einfach sein. Dass die Person eine Beziehung zu Mama aufbaut, und nicht nur die Arbeit sieht.

■ **Modulplan**

Dauer (in Minuten)	Sequenz	Inhalt	Didaktische Methode	Material und Medien
10	Hausaufgabe	Erfahrungen und Ergebnisse aus dem letzten Modul	Entspricht der Hausaufgabe	Beamer Laptop
10	Theoretisches Wissen	Rollenbilder von Migranten	Vortrag: - Power-Point-Präsentation	PPP: 05_Modul 1_Rollenbilder in der professionellen Pflege
25	Reflexion	Eigene und fremde Rollenbilder	Gruppenarbeit: Bildhafte Darstellung	Zeitschriften Metaplanwand Metaplankarten Stifte Scheren Tesafilm
20	Übungen	Eigene und fremde Rollenbilder Kommunikation	Gruppenarbeit: - Fallvignette - Rollenspiel	Fallvignette 2: Rollenbilder in der professionellen Pflege (▶ Abschn. 6.2.1)
10	Modulabschluss	»Blitzlicht«	Abschlussrunde: - Einzelrückmeldung in der Gruppe	Papier Stift

■ **Modulziele**

Die Teilnehme setzen sich mit eigenen und fremden Rollenbildern in ihrem professionellen Kontext auseinander. Sie verstehen diese Rollenbilder als komplexe Abbilder von Werten und Normen transkulturellen Handelns. Vor dem Hintergrund der vermittelten Modulinhalte, können sie die Rollenerwartungen aller im professionellen Kontext vertretenen Personen kommunizieren. Die gelungene Kommunikation ermöglicht eine gemeinsame Planung pflegerischen Handelns zwischen den Pflegebedürftigen, deren An- und Zugehörigen mit Migrationshintergrund sowie den professionell Handelnden.

Die Vermittlung des theoretischen Wissens ist im Anschluss an die Reflexion vorgesehen.

> **Tipp**
>
> Das *Modul 4_Rollenbilder in der professionellen Pflege* ist bevorzugt als letztes Modul zu wählen, da die Reflexion eigener und fremder Rollenbilder vor dem Hintergrund aller Modulinhalte vertiefter möglich ist, als zu Beginn der Schulung.

■ **Reflexion**

Die Teilnehmer reflektieren untereinander ihre eigenen Rollenbilder als professionell Pflegende. Dazu schneiden sie Bilder aus Zeitschriften aus, die die einzelnen Rollenbilder symbolisieren. Die Teilnehmer heften ihre Bilder an die Metaplanwand, und erläutern ihre Gedanken und Erfahrungen. Ähnliche Rollenbildern können in Kategorien geordnet werden.

In einem zweiten Schritt schneiden die Teilnehmer Bilder aus, die die erlebten Rollenerwartungen von Pflegebedürftigen mit Migrationshintergrund und deren Angehörigen symbolisieren. Diese werden nach dem gleichen Vorgehen an der Metaplanwand vorgestellt und geordnet.

▪ Theoretisches Wissen

http://extras.springer.
com/2018/978-3-662-54749-6.
05_Modul 4_Rollenbilder in der
professionellen Pflege

In der Power-Point-Präsentation »*05_Modul 4_Rollenbilder in der professionellen Pflege*« werden den Teilnehmer ausgewählte Ergebnisse des KURVE-Projekts vorgestellt. Hierfür wurden Ausschnitte aus den Interviews mit pflegenden Angehörigen mit Migrationshintergrund aus Hamburg zusammengestellt. Die Ausschnitte geben einen Einblick in die Rollenerwartungen an professionell Pflegende, die Rollenerwartungen der pflegenden Angehörigen an sich selbst und die Rollenerwartungen innerhalb der Familien mit Migrationshintergrund wieder.

▪ Übungen

Im Anschluss an die Reflexion und die theoretische Wissensvermittlung diskutieren die Teilnehmer die benannten Rollenbilder und ihre Bedeutung für die tägliche Pflegepraxis. Kommunikationsstrategien im Alltag werden gemeinsam betrachtet und im Rollenspiel neu erprobt. Der eigene Handlungsspielraum in der Kommunikation kann erweitert werden. Dazu nutzt die Schulungsleitung die *Fallvignette 2: Rollenbilder in der professionellen Pflege* (► Abschn. 6.2.1). Die Fallvignette geht exemplarisch auf die Konflikte zwischen den Rahmenbedingung der professionellen Pflege und dem kulturellen Wert der Gastfreundschaft in vielen türkischen Familien ein. Die Unterteilung von pflegerischen Handlungen in Leistungskomplexe mit zeitlicher Hinterlegung kann im Widerspruch zu den Bedürfnissen der Gastfreundschaft stehen. Für die gemeinsame Planung der Pflege sind eine Reflexion dieses Konflikts und eine gelungene Kommunikation bedeutsam.

6.2.1 Fallvignette 2: Rollenbilder in der rofessionellen Pflege

… Noch eine Tasse Tee …

Sie besuchen Frau Özil in ihrer Wohnung, um ihr beim Duschen zu helfen. Frau Özil begrüßt Sie an der Tür und teilt Ihnen mit, dass der Tee schon fertig sein. Sie betreten die Wohnung. Frau Özil schaut Sie an und kneift die Lippen zusammen. Ohne ein weiteres Wort geht sie in das Wohnzimmer voraus. Auf Ihre Frage, ob sie schon das Wasser zum Duschen anstellen sollen, antwortet sie: » Ach, lassen sie uns noch eine Tasse Tee trinken.« Sie plaudert munter mit Ihnen und erzählt von ihrer Familie. Als die vereinbarte Zeit für Ihren Einsatz verstrichen ist, wollen Sie in der Pflegedokumentation ihre Eintragungen machen und zum nächsten Kunden aufbrechen. Frau Özil begibt sich jedoch in das Bad und fordert Sie auf, das Wasser anzustellen.

■ **Hausaufgaben**

Da es sich um das letzte Modul handelt, ist keine Hausaufgabe vorgesehen.

6.3 Abschluss von Modul 4

Die Teilnehmer haben systematisch über die einzelnen Module ihr Hintergrundwissen über die Geschichte der Migration in Deutschland und die Belastungen und Ressourcen von pflegenden An- und Zugehörigen, allgemein und speziell mit Migrationshintergrund, erweitert. Theoretisches Wissen wurde zusätzlich in Hinblick auf die Leistungen der Pflegeversicherung in Deutschland sowie über bestehende Best-Practise-Angebote zur Entlastung und Beratung vertieft. In der gemeinsamen und individuellen Reflexion haben sich die Teilnehmer ihre eigenen Erfahrungen und Haltungen sowie ihr bisheriges professionelles Handeln bewusst gemacht. In praktischen Übungen wurde die Handlungskompetenz in Bezug auf die Anamnese pflegerisch bedeutsamer Informationen vertieft. Die Beratung von Pflegebedürftigen und deren An- und Zugehörigen zu Themen der Finanzierung und Entlastung sowie zur individuellen Krankheitsverarbeitung wurde praktisch erarbeitet. Um die Kommunikation insgesamt zu verbessern, haben die Teilnehmer sich mit eigenen und fremden Rollenbildern befasst. Der Praxistransfer wurde über die Hausaufgabe eingeleitet und in die Schulung integriert.

Am Modulabschluss führt die Schulungsleitung ein »Blitzlicht« durch, um von den Teilnehmern eine Rückmeldung zur Durchführung des *Modul 4_Rollenbilder in der professionellen Pflege* zu erhalten. Die Teilnehmer werden durch die Schulungsleitung aufgefordert, in der Gruppe zurückzumelden, wie sie die Teilnahme am Modul 4 erlebt haben. Die Teilnehmer gehen dabei in der Regel auf Aspekte der Schulungsinhalte, der Didaktik, der sozialen Dynamik zwischen der

Schulungsleitung und der Gruppe sowie persönliche Gedanken und Gefühle ein. Das »Blitzlicht« gibt der Schulungsleitung Hinweise, die für die Gestaltung der weiteren Module genutzt werden können, sofern es der Schulungsleitung sinnvoll erscheint und sie dies umsetzten kann. Zusätzlich zum »Blitzlicht« kann auch eine schriftliche Evaluation durchgeführt werden.

Literatur

Buchcik J (2014) Kurve – Kultursensible Versorgungsbedürfnisse identifizieren und Chancen nutzen. In: Hamburgische Arbeitsgemeinschaft für Gesundheitsförderung e.V. (Hrsg.). Stadtpunkte Informationen zur Gesundheitsförderung. Thema Demographischer Wandel. Ausgabe 2: 12

Petersen-Ewert C, Buchcik J, Kern K, Westenhöfer J, Gaidys U (2015) Kultursensible Versorgungsbedürfnisse identifizieren und Chancen nutzen (Kurve) – Qualifizierung und Unterstützung von pflegenden Angehörigen mit Migrationshintergrund und Pflegekräften. In: Zängl P (Hrsg.) Zukunft der Pflege. 20 Jahre Norddeutsches Zentrum zur Weiterentwicklung der Pflege. Springer, Wiesbaden

Petersen-Ewert C, Buchcik J, Kern K, Westenhöfer J, Gaidys U (2016) Kultursensible Versorgungsbedürfnisse identifizieren und Chancen nutzen (Kurve) – Qualifizierung und Unterstützung von pflegenden Angehörigen mit Migrationshintergrund und Pflegefachkräften. Pflegenetz.magazin 02/16

Schulung für pflegende Angehörige mit Migrationshintergrund

- **Modulübersicht für pflegende Angehörige**

Die Schulungsinhalte für die pflegenden Angehörigen setzen sich aus vier Modulen und einem Einführungsmodul zusammen, die jeweils unterschiedliche Themen abdecken.

Modul	Thema	Modulinhalte
Einführung	Angehörigen-Kaffee	Vertrauensaufbau
		Identifizieren der individuellen Schulungsinhalte
1	Prävention und Selbstpflege	Entlastungsangebote
		Netzwerkbildung
		Pflege und Erwerbstätigkeit
		Eigene Gesundheit
2	Rahmenbedingungen: Finanzierung und Beratung	Beratungsangebote
		Finanzierung der Pflege
3	Krankheit und Krankheitsverarbeitung	Krankheitsbezogenes Wissen
		Praktische Übungen
4	Körperpflege und Mobilität	Kontinenz
		Transfer
		Lagerung
		Sturzprävention
		Praktische Übungen

Modul 1 (▶ Kap. 9) fokussiert auf die Gesundheitsförderung der pflegenden Angehörigen, die sich oftmals in belastenden Doppelrollen als Pflegende und Arbeitnehmer befinden. Hierbei geht es u. a. um das Kennenlernen von Entlastungsangeboten bzw. Möglichkeiten der Entlastungen und um die Stärkung der gesundheitsförderlichen Ressourcen. Modul 2 beinhaltet das Kennenlernen verschiedener Finanzierungsmöglichkeiten und Anlauf- bzw. Kontaktstellen bei Fragen zu Leistungen der Pflegeversicherung (▶ Kap. 10). Im Modul 3 werden die häufigsten Erkrankungen (Diabetes mellitus Typ 2, Demenz und Depression), die seitens der Befragten genannt wurden, thematisiert (▶ Kap. 11). Je nach Gruppenzusammensetzung kann eine Schwerpunktsetzung erfolgen. In Modul 4 sollen die pflegenden Angehörigen bspw. lernen, wie sie die Pflege ihrer An- und Zugehörigen mit dem Fokus auf Körperpflege und Mobilität umsetzen können (▶ Kap. 12).

Nützliche Hinweise zur Anwendung für die Schulung für pflegende Angehörige

© Springer-Verlag GmbH Deutschland 2018
C. Petersen-Ewert et al., *Transkulturell pflegen*
DOI 10.1007/978-3-662-54750-2_7

7.1   Anwendung für die Schulung für pflegende Angehörige

Die Schulung für pflegende Angehörige besteht aus **vier Modulen**:
1. Prävention und Selbstpflege (► Kap. 9).
2. Rahmenbedingungen: Finanzierung und Beratung (► Kap. 10).
3. Krankheit und Krankheitsverarbeitung (► Kap. 11).
4. Körperpflege und Mobilität (► Kap. 12).

Zusätzlich wird ein **Einführungsmodul** (Angehörigen-Kaffee; (► Kap. 8) angeboten, dass die Phasen 1–2 unterstützen kann.

7.1.1   Modulinhalte

Im Abschnitt **Modulhandbuch für pflegende Angehörige** werden Inhalte vorgestellt, die mit den Teilnehmern in den einzelnen Modulen erarbeitet werden sollen. Diese finden sich auch auf den Folien der zugehörigen Power-Point-Präsentationen wieder, die als Download verfügbar sind. Einige Inhalte der Module sollten von Zeit zu Zeit aktualisiert werden, da sie durch rechtliche Veränderungen oder aktuellere wissenschaftliche Erkenntnisse ersetzt werden. Mit Hilfe der Modulplanungen, der integrierten Materialien und der Power-Point-Präsentationen ist eine didaktische und inhaltliche Vorbereitung der Schulungsinhalte vereinfacht.

7.1.2   Durchführung der Module

Die Module können, je nach zeitlicher Ressource, an drei bis vier Terminen vermittelt werden. Inhaltliche Verknüpfungen aller Module zueinander sind vorgesehen und ermöglichen eine Flexibilität bei der Planung der Termine, je nach zeitlichem Rahmen und Vorkenntnissen der TeilnehmerInnen.

Jedes Modul sieht einen Zeitrahmen von ungefähr zwei bis drei Stunden vor. Empfehlenswert ist, die Schulung, wie vorgesehen, für drei bis vier Termine zu planen. Zusätzliche Zeit für die Vor- und Nachbereitung muss eingeplant werden. Die Reihenfolge der Module sollte immer mit dem Einführungsmodul beginnen. Dadurch wird der Zugang zu den pflegenden Angehörigen erleichtert und die Schulung kann gut an die Bedürfnisse und Bedarfe der TeilnehmerInnen angepasst werden.

> **Tipp**
> Eine Übersetzung der Schulungsinhalte und der Austausch der TeilnehmerInnen untereinander, sollten in der jeweiligen Mutter-

sprache möglich sein, wenn die Sprachkompetenzen der TeilnehmerInnen dies erfordern. Da in der Regel nicht auf professionelle Übersetzer zurückgegriffen werden kann, können dafür Schlüsselpersonen der jeweiligen Kulturgemeinschaft genutzt werden. Besonders hilfreich ist es, wenn es sich um eine in der Gemeinschaft sehr angesehene Person handelt. Dadurch wird gewährleistet, dass die Inhalte richtig verstanden werden und alle TeilnehmerInnen sich beteiligen können.

Die weiteren Module können in ihrer Reihenfolge frei gewählt werden. Die für das jeweilige Modul benötigten Materialien (wie Laptop, Beamer, Stifte usw.) können dem Handbuch entnommen werden. Materialien im Druckformat sind dem Handbuch im Anhang beigefügt.

Jedes Modul endet mit einer Hausaufgabe, die am folgenden Termin vorgestellt und besprochen wird. Der Zeitraum zwischen den Modulen wird durch die TeilnehmerInnen und die jeweiligen Rahmenbedingungen festgelegt. Empfehlenswert ist es, mindestens eine Woche Zeit zwischen den Terminen einzuplanen, damit Gelerntes angewendet und verinnerlicht werden kann. Die TeilnehmerInnen können dadurch weitere oder vertiefte Fragen entwickeln und haben Zeit für die Hausaufgaben.

7.1.3 Evaluation der Schulung

Jedes Modul kann durch die Schulungsleitung in mehreren Schritten evaluiert werden.

> **Tipp**
>
> Die Sprach- und Schreibkompetenzen der Teilnehmer können sich, je nach individueller Migrationsbiographie, sehr unterscheiden. Das Einführungsmodul gibt Hinweise auf die individuellen Kompetenzen für jede Schulung. Wenn keine oder wenig Sprach- und Schreibkompetenzen vorhanden sind, ist es besser, eine mündliche Evaluation der Schulungen anzuwenden. Hinweise dazu erhalten sie im Verlauf dieses Kapitels

- **Evaluationsbogen vor Beginn der Schulung**

Als Schulungsleitung verfolgt man das Ziel, dass die Inhalte und Durchführung der Schulung den Bedarfen und Bedürfnissen der Teilnehmer entsprechen. Die Teilnehmer sollen von der Teilnahme an der Schulung profitieren. Zu Beginn kann dazu eine Erhebung der Teilnehmer durchgeführt werden, in der nach den Wünschen für die Schulung gefragt wird. Die Schulungsleitung kann so frühzeitig

http://extras.springer.com/2018/978-3-662-54749-6. A9_Evaluationsbogen vor Beginn der Schulung für pflegende Angehoerige

Schwerpunkte der Schulung identifizieren, auf die besonders intensiv eingegangen werden sollte. Der *Evaluationsbogen vor Beginn der Schulung für pflegende Angehörige* befindet sich im Anhang des Buches und ist als Download verfügbar (▸ Kap. Anhang: ▸ A9_Evaluationsbogen vor Beginn der Schulung für pflegende Angehoerige).

■   **Evaluationsbogen nach jedem Schulungstermin**

http://extras.springer.
com/2018/978-3-662-54749-6.
A10_Evaluationsbogen nach jedem Schulungstermin für pflegende Angehoerige

Schulungsleitungen, die an einer differenzierten Evaluation interessiert sind, können, jeweils im Anschluss an ein Modul, eine separate schriftliche Evaluation durchführen. Der *Evaluationsbogen nach jedem Schulungstermin für pflegende Angehörige* befindet sich im Anhang des Buches und ist als Download verfügbar (▸ Kap. Anhang: ▸ A10_Evaluationsbogen nach jedem Schulungstermin für pflegende Angehoerige).

Eine separate Evaluation ermöglicht eine anonyme Rückmeldung der Teilnehmer zu den Inhalten und der Didaktik der einzelnen Modulinhalte. Weiterhin können Hinweise zur Relevanz der Inhalte für die individuellen Teilnehmer und der Einschätzung der eigenen Kompetenz abgebildet werden. Dadurch können sowohl Entwicklungen über einzelne Module als auch eine Entwicklung über die gesamte Schulung abgeleitet werden. Aufgrund der Evaluation kann die Vorbereitung nächsten Termine unterstützt werden.

■   **Evaluation nach dem Ende der Schulung**

http://extras.springer.
com/2018/978-3-662-54749-6.
A11_Evaluationsbogen zum Ende
der Schulung fuer pflegende Angehoerige

Wenn der Evaluationsbogen zu Beginn der Schulung ausgeteilt wurde, kann die *Evaluation nach dem Ende der Schulung* durchgeführt werden. Aus der Evaluation kann abgeleitet werden, ob die Erwartungen und Wünsche der Teilnehmer erfüllt wurden. Diese Einschätzung spiegelt die Einschätzung der Teilnehmer unmittelbar zum Ende der Schulung wieder. Der Evaluationsbogen befindet sich im Anhang des Buchs und ist als Download verfügbar (▸ Kap. Anhang: ▸ A11_Evaluationsbogen zum Ende der Schulung fuer pflegende Angehoerige).

Für Schulungsleitungen, die keine schriftliche Evaluation durchführen möchten, gibt es zwei didaktische Instrumente, mit denen Sie eine Rückmeldung zur Durchführung der Schulung, der Schulungsinhalte und der Reflexion der Teilnehmer erhalten können.

> **Tipp**
>
> Für Schulungsleitungen, die keine schriftliche Evaluation durchführen möchten, gibt es zwei didaktische Instrumente (»Blitzlicht« und »Hausaufgabe nach jedem Modul«), mit denen Sie eine Rückmeldung zur Durchführung der Schulung, der Schulungsinhalte und der Reflexion der Teilnehmer erhalten können. Diese Instrumente sind auch ergänzend zur schriftlichen Evaluation vorgesehen und in die Schulung integriert.

Blitzlicht Das Blitzlicht am Ende eines Moduls spiegelt spontane Gedanken und Emotionen der Teilnehmer direkt nach der Schulung wieder. Anhand dieser Rückmeldung können die Zufriedenheit mit der Durchführung der Schulung und die Bedeutung der Inhalte für die einzelne Teilnehmer entnommen werden. Für die Schulungsleitung ergeben sich Hinweise auf die Didaktik der Schulung (Tempo, Einsatz von Materialien, Gruppenarbeit usw.), die Inhalte der Schulung (offenen Fragen, Verständnislücken, besondere Interessen usw.) und die Reflexion (ist das Vermittelte nachvollziehbar, welche Relevanz besteht für meine persönliche Situation usw.) der Teilnehmer. Anhand des Blitzlichts wird das nächste Modul vorbereitet und geplant. Eventuell ist eine Wiederholung einzelner Inhalte oder eine Anpassung der geplanten Didaktik sinnvoll.

Hausaufgabe nach jedem Modul Jedes Modul sieht eine Hausaufgabe vor, die an die Modulinhalte anknüpft und einen Transfer der theoretischen und reflexiven Inhalte in die eigene Pflegesituation unterstützt. Während der Durchführung der Hausaufgabe werden die eigenen Kompetenzen vergrößert und das individuelle Netzwerk erweitert. Die Teilnehmer berichten an dem folgenden Termin von ihren Erfahrungen und Erkenntnissen. Dabei ist es für die Schulungsleitung möglich zu erfahren, ob die Teilnehmer durch die Teilnahme an der Schulung profitiert haben.

7.2 Durchführung der einzelnen Module

Die einzelnen Modulplanungen sind zu Beginn der ▶ Sektion III in ▶ Modulübersicht für pflegende Angehörige beschrieben.

Jedes Modul ist in mehrere inhaltlich aufeinander bezogene Modulinhalte unterteilt. Vor der Durchführung eines Moduls bzw. eines Modulinhalts ist es sinnvoll, sich mit dem Aufbau der Schulungen vertraut zu machen. Dieser Aufbau findet sich in jedem Modul wieder.

7.2.1 Modulübersicht

Vor jeder inhaltlichen Modulplanung findet sich eine Gesamtübersicht der geplanten Modulinhalte. Diese gibt eine schnelle visuelle Übersicht über Lernziele, Meilensteine sowie benötigte Materialien der einzelnen Modulinhalte.

7.2.2 Modulinhalte als tabellarische Übersicht

Eine tabellarische Übersicht zu Beginn der jeweiligen Kapitel vermittelt einen Überblick über den Ablauf der Schulung für die einzelnen Modulinhalte. Sie eignet sich gut zur gezielten Vorbereitung der einzelnen Modulinhalte. Während der Durchführung kann die Übersicht durch die Schulungsleitung als Ablaufplan genutzt werden. Die Übersicht gliedert sich in inhaltliche, zeitliche und didaktische Hinweise sowie Angaben zu benötigten Materialien. Die tabellarische Übersicht dient der Ergänzung der ausführlichen Modulplanungen, die jeweils im Anschluss an die Übersicht erläutert werden. Aus der Tabelle wird deutlich, welche Inhalte in diesem Modulinhalt vermittelt werden sollen. Dabei wird auch auf die geplante Methode (Fallbeispiel, Recherche, Textarbeit usw.) eingegangen. Anhand der tabellarischen Übersicht der Modulinhalte kann sich die Schulungsleitung inhaltlich und didaktisch auf die Schulung vorbereiten. Und sich vor der Durchführung der Schulung gegebenenfalls noch mit den einzelnen Methoden oder theoretischen Inhalten vertraut machen, die zeitlichen Angaben dienen als Orientierung und können nach Gruppengröße und Bedarfen der Teilnehmer variieren.

7.2.3 Modulübersicht als ausführliche Modulplanung

Alle Modulinhalte gliedern sich in die gleichen Bausteine: Zielsetzung, theoretisches Wissen, Übungen, Reflexion, Hausaufgabe. Die ausführliche Modulübersicht dient der umfassenden inhaltlichen und didaktischen Vorbereitung der Schulungsleitung auf die Modulinhalte. Anschließend ist die Schulungsleitung in der Lage, selbstständig die Schulung vorzubereiten und durchzuführen. Wie diese Bausteine für die Schulung genutzt werden, wird im Folgenden erläutert.

- **Definition der Lernziele**

Zu jedem Modulinhalt werden individuelle Lernziele formuliert. Anhand dieser Lernziele wird der Fokus des Modulinhalts konkretisiert. Der rote Faden wird verdeutlicht. Die Bausteine des Moduls können in ihrer Bedeutung zum Lernziel nachvollzogen werden. Die Lernziele sind stets komplex und beinhalten eine Sachebene (konkretes Wissen), Handlungskompetenzen und Reflexionsergebnisse. Durch das Blitzlicht am Ende eines Moduls kann das Erreichen der Lernziele in einem ersten Schritt überprüft werden.

- **Theoretisches Wissen**

Das Kapitel theoretisches Wissen führt in der Regel in den Modulinhalt ein. Über eine Power-Point-Präsentation, oder andere geeignete Methoden, wird ein gemeinsamer Einstieg in den Modulinhalt ermöglicht. Wichtige theoretische Kenntnisse werden vermittelt und stehen somit als Basis für die Modulerarbeitung allen Teilnehmern zur Verfügung. Das theoretische Wissen ist so ausgewählt und vorbereitet, dass relevante Fakten vermittelt werden und Neugier auf das Thema des Moduls erzeugt wird.

- **Übungen**

Die praktischen Übungen sollen den Teilnehmern ermöglichen, sich selbst Kenntnisse und Erfahrungen zu den Modulinhalten anzueignen. Durch die Übungen sollen die theoretischen Kenntnisse durch praktische Erfahrungen erweitert werden. Praktische Übungen können auch Gruppenarbeiten mit Reflexionsinhalten sein. Die gewonnen Erfahrungen und Kompetenzen sollen anschließend in die eigene Pflegesituation einfließen. Eine erste Praxisübung stellt hierbei die Hausaufgabe dar.

- **Reflexion**

Modulinhalte, die durch Reflexionsaufgaben bearbeitet werden, zielen auf die Bewusstwerdung und gegebenenfalls Veränderung von Denk- und Handlungsmustern in der eigenen Pflegesituation. Die Reflexionsübung steht immer in Bezug zu den anderen Modulbausteinen. Damit wird sie durch theoretisches Wissen und praktische Übungen begleitet. Je nach didaktischem Vorgehen steht die Reflexionsübung am Anfang der Modulplanung oder in deren Verlauf.

- **Pflege**

Die Teilnehmer erfahren unter diesem Baustein praktische Handlungsanleitungen für den Alltag. Es wird vermittelt, worauf sie im Umgang mit dem jeweiligen Modulinhalt täglich achten sollten und was sie praktisch bei der Pflege der An- und Zugehörigen umsetzten können.

- **Hausaufgabe**

Die Hausaufgabe dient der Vertiefung der Modulinhalte in der eigenen Pflegesituation. Die Teilnehmer machen erste Erfahrungen in der Verknüpfung von theoretischem Wissen und praktischen Kenntnissen im Alltag. Im Unterschied zu der Übungssituation in der Schulungszeit findet an dieser Stelle ein Transfer auf die konkrete Situation statt. Die Teilnehmer können ihre reflexiven Fähigkeiten anwenden und vertiefen und das Gelernte an der konkreten Situation überprüfen. Anschließend lassen sie die Gruppe beim nächsten Termin an diesem Schritt teilnehmen. Die Hausaufgabe dient somit auch der Überprüfung der Schulungseffekte durch die Schulungsleitung.

7.2.4 Rahmenbedingungen der Schulung

- **Schulungsort**

Als Schulungsort empfiehlt sich ein ausreichend großer und heller Raum für Gruppen bis zu 12 Personen. Die Schulung ist idealerweise an einem ruhigen Ort ohne Störungen von außen, beispielsweise durch Lärm oder andere Personen, anzubieten. Zusätzlich zu ausreichender Bestuhlung sollte es möglich sein, den Raum in unterschiedliche Bereiche für Gruppenarbeit räumlich abzuteilen oder auf weitere Räume auszuweichen. Vor Beginn der Schulung ist auf das Vorhandensein von Steckdosen und Verlängerungskabel für den Anschluss von Beamer und Laptop zu achten. Eine Leinwand oder eine helle Wand an einer gut einsehbaren Stelle sind notwendig, um die Power-Point-Präsentationen zu projizieren. Stellwände und Flipchart werden für die Gruppenarbeiten benötigt.

■ **Zusammensetzung der Gruppen**

Die Gruppen, mit denen die Schulungsleitung arbeitet, werden sich in den einzelnen Schulungen unterscheiden. Eventuell sind die Teilnehmer untereinander persönlich bekannt, da es sich um eine regelmäßige Gruppe handelt. Vielleicht handelt es sich aber auch um unbekannte Teilnehmer oder zusammengesetzte Gruppen. Da die Ziele und Bedürfnisse der Teilnehmer individuell sein werden, empfiehlt es sich, zu Beginn der Schulung eine *Evaluation vor Beginn der Schulung* für pflegende Angehörige, wie ▶ Abschn. 7.1.3 beschrieben, durchzuführen. Ein weiterer erster Eindruck, von dem Umfang der Fragen und Vorkenntnisse der Teilnehmer, kann durch eine Vorstellungsrunde gewonnen werden. Folgende Leitfragen haben sich bewährt:

- Was hat Sie zu der Teilnahme an der Schulung bewogen?
- Welche Fragen bringen Sie mit?
- Gibt es Situationen aus der Pflege ihres An- oder Zugehörigen über die Sie sprechen möchten?
- Was erhoffen Sie sich von der Schulung?

Die Schulungsleitung kann sich dazu Notizen machen, um während der Schulung gezielt darauf eingehen zu können. Die Rückmeldungen der Teilnehmer bestätigen, dass das Eingehen auf persönlich relevante Situationen und Fragen sowie eine individuelle Wahrnehmung der einzelnen Teilnehmer als sehr wertschätzend und hilfreich empfunden wird. Je nach Vorkenntnissen und Umfang der persönlichen Vorerfahrungen kann die Schulungsleitung den Fokus innerhalb der Module stärker auf die Vermittlung des theoretischen Wissens oder die Reflexion persönlicher Erfahrungen legen. Jede Schulungsleitung hat die Freiheit, die Länge der einzelnen Modulabschnitte den Bedarfen der Gruppen anzupassen. Im Einzelfall können Modulinhalte anteilig zugunsten der vertieften Bearbeitung anderer Inhalte ganz gestrichen werden. Ziel der Schulung ist es, dass die Teilnehmer ihre Kenntnisse und Erfahrungen in der Pflege ihrer An- und Zugehörigen und ihre Selbstpflegekompetenzen erweitern und vertiefen. Besonders Wert wird innerhalb der Schulungsmodule auch auf die Vergrößerung der individuellen Netzwerke gelegt.

Einführungsmodul: Angehörigen-Kaffee

© Springer-Verlag GmbH Deutschland 2018
C. Petersen-Ewert et al., *Transkulturell pflegen*
DOI 10.1007/978-3-662-54750-2_8

8.1 Über das Einführungsmodul

■ **Lernziele**
- Die Teilnehmer lernen die Schulungsleitung kennen.
- Die Teilnehmer lernen sich untereinander kennen.
- Die Wünsche und die individuelle Motivation der Teilnehmer werden von beiden Seiten erkannt und benannt.

■ ■ **Meilensteine**
- Der Schulungsrahmen wird organisiert.
- Inhalte für die Schulung werden identifiziert.
- Die ersten Module werden festgelegt.
- Eine erste Einschätzung der Sprachkompetenzen der Teilnehmer ist möglich.

Benötigte Materialien
- Schriftliche Einladungskarten
- Briefmarken
- Tassen
- Gläser
- Teller
- Besteck
- Servietten
- Metaplanwand
- Stifte
- Klebepunkte

8.2 Angehörigen-Kaffee

» Dann kann man Kaffee und Kuchen nachher. Das ist, ich glaube, auch wichtig. Das soll ja auch so bisschen nachher wie kleine Familie sein. Leute kommen ja bisschen offener auch mit Problemen und alles, wenn sie können zuerst bisschen reden.

- **Modulplan**

Dauer (in Minuten)	Sequenz	Inhalt	Arbeitsform	Methode	Material und Medien
120	Vorbereitung der Schulung	Kennenlernen der Teilnehmer	Gruppenarbeit	Gemeinsames Kaffeetrinken	Schriftliche Einladungskarten Briefmarken Tassen Gläser Teller Besteck Servietten Metaplanwand Stifte Klebepunkte

- **Modulziele**

Das Einführungsmodul: Angehörigen-Kaffee dient der Kontaktaufnahme mit den Teilnehmern. Während des zwanglosen Austauschs können mögliche Schulungsthemen ermittelt werden. Die Schulungsleitung lernt die Teilnehmer kennen und kann identifizieren, ob eine Übersetzung in eine andere Sprache notwendig ist, um die Schulungsinhalte zu vermitteln.

- **Einstieg**

Die Teilnehmer werden schriftlich mit persönlichen Einladungskarten zum Angehörigen-Kaffee eingeladen. Es werden Kaffee und Kuchen angeboten. Die Teilnehmer werden darüber in den Einladungen informiert. Das Modul findet an einem gut zugänglichen Ort (z. B. in kulturellen Treffpunkten, Moscheen oder Kirchen, Pflegediensten, Gemeindezentren usw.) statt, den die Teilnehmer kennen und zu dem sie sich zugehörig fühlen. Um individuelle Lebensstile zu berücksichtigen und die Veranstaltung für viele pflegende Angehörige zugänglich zu machen, variieren die Uhrzeit und die Veranstaltungsorte.

Die Teilnehmer werden begrüßt und können sich einander vorstellen. Eine zwanglose Atmosphäre wird gewählt, damit die Teilnehmer und die Schulungsleitung sich untereinander kennenlernen können.

- **Reflexion**

Während des gemeinsamen Essens werden durch die Schulungsleitung im offenen Gespräch erste Hinweise auf den Schulungsbedarf gesammelt. Um Sprachbarrieren zu überbrücken, steht jeweils ein muttersprachlicher Mitarbeiter zur Verfügung. Ein Einstieg in die Gespräche kann durch folgende Leitfragen hergestellt werden:

- Für wen sorgen Sie?
- Wer kocht bei Ihnen?
- Haben Sie Kinder?

- ▪ **Übungen**

Im zweiten Teil werden die Inhalte für die Schulungen an der Metaplanwand gesammelt und weiter ergänzt. Zur Übersicht sind die Schulungsinhalte in Stichworten auf der Metaplanwand vorgeschrieben.
Die Teilnehmer können mit Klebepunkten die für sie besonders wich-
tigen Themen markieren.

8.3   Abschluss des Einführungsmoduls

Abschließend lädt die Schulungsleitung zu den weiteren Terminen ein
und gibt einen Ausblick auf das erste Modul (*Modul 1_Prävention und
Selbstpflege*; ▶ Kap. 9).

Modul 1:
Prävention und Selbstpflege

© Springer-Verlag GmbH Deutschland 2018
C. Petersen-Ewert et al., *Transkulturell pflegen*
DOI 10.1007/978-3-662-54750-2_9

9.1   Übersicht über Modul 1

Dieses Modul besteht aus vier Modulinhalten:
1. Professionelle Entlastungsangebote (▶ Abschn. 9.2),
2. Netzwerkbildung (▶ Abschn. 9.3),
3. Vereinbarkeit von Familie, Pflege und Beruf (▶ Abschn. 9.4),
4. Eigene Gesundheit (▶ Abschn. 9.5).

■ **Lernziele »Professionelle Entlastungsangebote«**
━ Die Teilnehmer erkennen entlastende Faktoren.
━ Die Teilnehmer identifizieren professionell entlastende Angebote.
━ Die Teilnehmer reflektieren ihre Erfahrungen bei der Kontakt-
  aufnahme und Inanspruchnahme von Angeboten.

■ ■ **Meilensteine**
━ Individuelle Entlastungsangebote wurden ermittelt.
━ Die Entlastungsangebote sind auf Netzwerkkarten abgebildet.

■ **Lernziele »Netzwerkbildung«**
━ Die Teilnehmer erkennen die Bedeutung von Netzwerken.
━ Die Teilnehme benennen bereits vorhandene Netzwerke.
━ Die Teilnehmer kommunizieren unterschiedliche Rollen in
  bestehenden Netzwerken und persönliche Bedürfnisse.
━ Die Teilnehmer lernen mögliche weitere NetzwerkpartnerInnen
  kennen.

■ ■ **Meilensteine**
━ Die individuell entlastenden Angebote sind bekannt.
━ Die Erfahrungen bei der Nutzung der Netzwerke sind reflektiert.
━ Die Erfahrungen wurden mit anderen KursteilnehmerInnen
  geteilt.

■ **Lernziele »Vereinbarkeit von Familie, Pflege und Beruf«**
━ Die Teilnehmer reflektieren be- und entlastende Faktoren von
  Arbeit und Pflege.
━ Die Teilnehmer entwickeln und kommunizieren Lösungsansätze
  zur Vereinbarkeit von Familie, Pflege und Beruf.
━ Die Teilnehmer gewinnen Sicherheit über ihre bestehenden
  gesetzlichen Rechte.

■ ■ **Meilensteine**
━ Die Teilnehmer kennen die Angebote ihrer eigenen Arbeitgeber.
━ Die Teilnehmer können pflegebezogene Bedürfnisse mit ihrem
  Arbeitgeber kommunizieren.

■ **Lernziele »Eigene Gesundheit«**
━ Die Teilnehmer reflektieren gesundheitsfördernde- und gesundheitsbeeinträchtigende Faktoren.

- Die Teilnehmer erkennen und bestärken bestehende entlastende Faktoren (Ressourcen).
- Die Teilnehmer stellen Bezüge zu anderen Modulen her.

■■ **Meilensteine**
- Lösungsansätze für beeinträchtigende Faktoren sind entwickelt.
- Die Kommunikation individueller Bedürfnisse in Netzwerken ist geübt.

Benötigte Materialien
- Beamer
- Laptops oder andere Rechner
- Internetzugang
- PPP: 06_Modul 1_Entlastungsangebote
- PPP: 07_Modul 1_Netzwerkbildung
- PPP: 08_Modul 1_Vereinbarkeit von Familie, Pflege und Beruf
- Informationsmaterialien von unterschiedlichen Anbietern und deren Angeboten
- Informationsmaterialien (www.bundesgesundheitsministe-rium.de/ratgeber-zur-pflege; https://www.wege-zur-pflege.de/themen/pflegezeit.html)
- Verschiedene Zeitschriften mit Bildern
- Metaplanwand
- Metaplankarten
- Stifte
- Papier
- Klebepunkte (mehrfarbig)
- Moderationskarten (mehrfarbig)
- Tesafilm
- Thera-Bänder
- Massage-Öl

9.2   Entlastungsangebote

» […] aber es gibt Familien, die das jahrelang so machen, weil sie nicht wissen, nicht wollen, nicht können, wie auch immer, Hilfe in Anspruch nehmen. Weil man sich dazu zwingt.

- **Modulplan**

Dauer (in Minuten)	Sequenz	Inhalt	Didaktische Methode	Material und Medien
10	Hausaufgabe	Erfahrungen und Ergebnisse aus dem letzten Modul	Entspricht der Hausaufgabe	Beamer Laptop
15	Theoretisches Wissen	Entlastungsangebote	Vortrag: Power-Point-Präsentation	PPP: 06_Modul 1_Entlastungsangebote
15	Reflexion	Eigener Entlastungsbedarf	Gruppenarbeit: - Gruppengespräch - Netzwerkkarten	Metaplanwand Metaplankarten Stifte Tesafilm
25	Übungen	Entlastungsangebote in der Umgebung identifizieren und sammeln	Gruppenarbeit: - Recherche - Netzwerkkarten	Internetzugang Laptops Metaplanwand Metaplankarten Tesafilm
5	Hausaufgabe	Entlastungsangebote kennenlernen	Einzelarbeit: - Beratungsgespräch	Papier Stift

- **Modulziele**

Die Teilnehmer identifizieren persönlich relevante Entlastungsangebote und lernen diese kennen. Da nicht jedes Angebot für jeden Angehörigen passend ist, werden unterschiedliche Angebote aufgezeigt. Die Teilnehmer erarbeiten ein persönliches Netzwerk und gewinnen einen Überblick auch über Angebote, die sie im Verlauf ihrer Pflegetätigkeit oder bei Veränderungen in Anspruch nehmen können.

- **Theoretisches Wissen**

http://extras.springer.com/2018/978-3-662-54749-6.06_Modul 1_Entlastungsangebote

Die Teilnehmer erhalten in Form der Power-Point-Präsentation »06_Modul 1_Entlastungsangebote« Informationen zu unterschiedlichen Entlastungsangeboten. Dazu gehören beispielsweise Tagespflegeeinrichtungen, ehrenamtliche Unterstützung, Verbände, Reiseanbieter, Angehörigen- und Selbsthilfegruppen, Wohnformen sowie Kurzzeitpflege (◘ Abb. 9.1).

Einzelne Angebote werden durch deren Vertreter während der Schulung persönlich vorgestellt. Kurze Fernsehbeiträge, die durch die Schulungsleitung bereitgestellt werden, können die Umsetzung in der Praxis veranschaulichen. Kombinationsmöglichkeiten verschiedener Angebote werden erläutert.

- **Reflexion**

Die Teilnehmer erarbeiten, an welcher Stelle sie sich Entlastung wünschen. Sie tauschen sich aus, welche Angebote sie kennen und welche sie als entlastend für sich selbst einschätzen. Die genannten Angebote werden an der Metaplanwand auf Karten zusammengetragen.

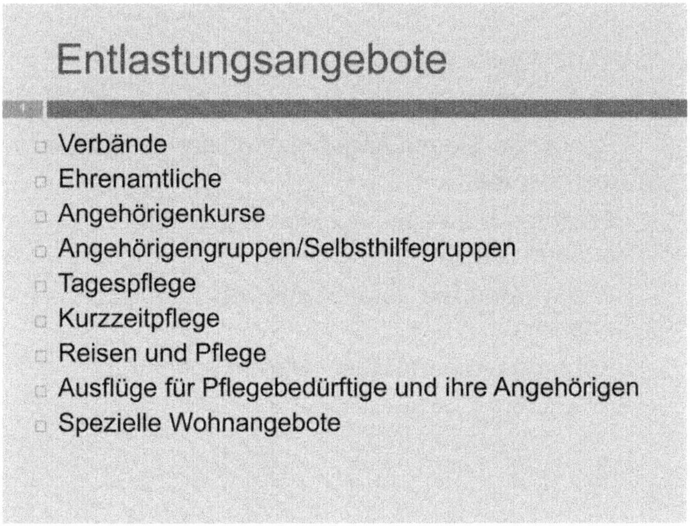

Entlastungsangebote

- Verbände
- Ehrenamtliche
- Angehörigenkurse
- Angehörigengruppen/Selbsthilfegruppen
- Tagespflege
- Kurzzeitpflege
- Reisen und Pflege
- Ausflüge für Pflegebedürftige und ihre Angehörigen
- Spezielle Wohnangebote

◘ Abb. 9.1 Entlastungsangebote

Jeder Teilnehmer erhält zusätzlich eine eigene Netzwerkkarte auf der Wand. Hierbei wird zwischen bereits bekannten hilfreichen und nichthilfreichen Entlastungsangeboten und unbekannten Entlastungsangeboten unterschieden. Bisherige Erfahrungen werden aufgegriffen und reflektiert.

An der Metaplanwand sind anschließend sowohl alle Entlastungsangebote zur Übersicht, als auch die individuellen Netzwerkkarten zu sehen. Die Karten bleiben über den Verlauf der Schulung hängen und werden im Verlauf ergänzt.

■ **Übungen**

Die Teilnehmer ermitteln eigenständig passende Angebote in ihrem Stadtteil durch Recherchen im Internet. Alternativ verteilt die Schulungsleitung während der Schulung Flyer und Broschüren. Gruppen können gebildet werden. Jede Gruppe erhält eine bestimmte Angebotsart (z. B. Tagespflegeeinrichtungen, Ehrenamtsdienste usw.), nach der sie recherchieren kann. Die Teilnehmer erstellen in der Gesamtgruppe eine Stadt- oder Stadtteilübersichtskarte zu den bestehenden Angeboten. Diese werden, zugeordnet nach der Angebotsart, farblich markiert. Eine Legende der farblichen Zuordnung ist auf der Metaplanwand zu finden. Die Angebotsvielfalt der Stadtteile kann somit verdeutlicht werden. Mit Hilfe der Schulungsleitung wird eine Adressen- und Kontaktliste zusammengestellt.

■ **Hausaufgabe**

Die Teilnehmer informieren sich über ein Entlastungsangebot (◘ Abb. 9.2) und nehmen telefonisch oder persönlich Kontakt auf. Sie berichten der Gruppe von ihren Erfahrungen.

Hausaufgabe

☐ Besuchen Sie ein Angebot und informieren Sie sich darüber

☐ Erzählen Sie beim nächsten Treffen den anderen davon

☐ Wie wurden Sie beraten und was haben Sie erfahren?

☐ Kann das Angebot Sie vielleicht entlasten?

◼ **Abb. 9.2** Hausaufgabe

Die persönlichen Netzwerkkarten an der Metaplanwand werden ergänzt, wenn die vorgestellten Entlastungsangebote als individuell potenziell entlastend eingeschätzt werden.

9.3   Netzwerkbildung

» Und früher war immer etwas, also, immer hat sie mich angerufen, wenn ich hab schon Telefon gehört, dann war ich schon voller Ängste, ne. Sie wohnen auch hier in (…) also Nacht und Tag muss ich ja immer unterwegs, weil etwas ist mit Papa, dann nachher war etwas mit Mutter, also war nicht so lustig. Für mich war das ja auch wirklich zu viel, ne.

▪ **Modulplan**

Dauer (in Minuten)	Sequenz	Inhalt	Didaktische Methode	Material und Medien
20	Theoretisches Wissen	Netzwerkpartner kennen-lernen	Vortrag: - Power-Point-Präsentation	PPP: 07_Modul 1_ Netzwerkbildung
20	Reflexion	Nutzen der Partner für die eigene Situation	Gruppenarbeit: - Gespräch	Papier Stift
15	Übungen	Kommunikation mit den Netzwerkpartnern	Gruppenarbeit: - Rollenspiel Einzelarbeit: - Telefonat	Internet Laptop
5	Hausaufgaben	Netzwerkpartner kennen-lernen	Einzelarbeit: - Beratungsgespräch	Papier Stift

Netzwerkpartner in der Übersicht

- Familienmitglieder
- Ärzte
- Krankenkassen
- Physiotherapeuten/ Ergotherapeuten/Logopäden/ Musiktherapeuten usw.
- Pflegedienste
- Tagespflege
- Apotheken
- Beratungsstellen
- Verbände
- Kulturelle, religiöse und soziale Einrichtungen
- Ehrenamtliche/spezielle Ehrenamtsdienste
- Gesetzliche Betreuer
- usw.

Abb. 9.3 Netzwerkpartner in der Übersicht

■ **Modulziele**

Die Teilnehmer reflektieren ihre eigenen Bedarfe an Netzwerkpartnern. Sie knüpfen während der Schulung erste Kontakte und reflektieren die Kontaktaufnahme und die Auswirkung auf die eigene Entlastung.

■ **Theoretisches Wissen**

Die Teilnehmer lernen bei einer Power-Point-Präsentation »07_Modul 1_Netzwerkbildung« potenzielle Netzwerkpartner und deren Leistungen kennen (■ Abb. 9.3). Zu den Netzwerkpartnern gehören Familienmitglieder, Bekannte und Freunde, Fachpersonen aus therapeutisch-medizinischen Berufen, Beratungsstellen, Apotheken, Verbänden sowie weitere Anbieter.

Die Teilnehmer haben die Möglichkeit, Fragen zu stellen und eigene Erfahrungen einzubringen.

http://extras.springer.com/2018/978-3-662-54749-6.07_Modul 1_Netzwerkbildung

■ **Reflexion**

Die Teilnehmer reflektieren die Bedeutung von Netzwerken in ihren persönlichen Pflegesituationen. Sie stellen dar, welche Netzwerke sie bereits aufgebaut haben und welche sie als entlastend empfinden. Weiterhin reflektieren sie gegebenenfalls ihre Erfahrungen bei der Kontaktaufnahme und ihre Erwartungen an die Netzwerkpartner. Abschließend überlegen sie, welche Angebote sie miteinander kombinieren können und welche sie noch benötigen (■ Abb. 9.4).

Die bestehenden Netzwerke werden an der Metaplanwand mit Karten als individuelle Netzwerkkarten für jeden Teilnehmer erstellt. Dabei können die Netzwerkkarten aus dem Modulinhalt »Professionelle Entlastungsangebote« aufgegriffen und ergänzt werden.

- Durch wen oder was fühlen Sie sich bei der Pflege Ihres Angehörigen unterstützt?
- Wobei wird Ihnen geholfen?
- Wo fühlen Sie sich nicht unterstützt?
- Wobei wünschen Sie sich noch mehr Unterstützung?

◻ **Abb. 9.4** Reflexion über Netzwerk

- **Übungen**

Die Teilnehmer ermitteln passende Netzwerkpartner. Dazu nutzen sie in Gruppen gegebenenfalls auch das Internet und werden durch die Schulungsleitung unterstützt. Sie stellen telefonisch oder persönlich Kontakte zu den Netzwerkpartnern her, um sich im Rahmen der Hausaufgabe weiter zu informieren.

Sie üben untereinander im Rollenspiel Gesprächssituationen, um ihre Bedürfnisse und Erwartungen innerhalb des Netzwerkes kommunizieren zu können.

- **Hausaufgaben**

Die Teilnehmer nehmen Kontakt zu einem Netzwerkpartner auf und üben Gesprächssituationen. Sie berichten beim nächsten Termin, ob und wie sie das Angebot entlasten könnte und welche Erfahrungen sie während des Gesprächs gemacht haben.

9.4   Vereinbarkeit von Familie, Pflege und Beruf

» [...] weil ich muss meine Arbeit schaffen, mein Kind besorgen und die beiden, ne. Weil ich muss ja, zum Beispiel, wenn Papa war im Krankenhaus, dann muss ich zu Papa, dann muss ich zu Mutter, nach dem Arbeit natürlich, ne und dann zuhause natürlich auch, alles wartet auf mich.

■ **Modulplan**

Dauer (in Minuten)	Sequenz	Inhalt	Didaktische Methode	Material und Medien
20	Theoretisches Wissen	Rechtliche Rahmenbedingungen	Vortrag: - Power-Point-Präsentation - Informationsbroschüren	PPP: 08_Modul 1_Vereinbarkeit von Familie, Pflege und Beruf Informationsbroschüren
15	Reflexion	Eigene Erfahrungen mit der Vereinbarkeit	Gruppenarbeit: - Gespräch	Papier Stift Netzwerkkarte
20	Übungen	Kommunikation mit dem Arbeitgeber	Gruppenarbeit: - Rollenspiel	Papier Stift
5	Hausaufgabe	Kommunikation mit dem Arbeitgeber	Einzelarbeit: - Teilnahme an einem Beratungsgespräch	Papier Stift

■ **Modulziele**

Die Teilnehmer gewinnen Sicherheit bezüglich der rechtlichen Rahmenbedingungen bei der Vereinbarkeit von Familie, Pflege und Beruf. Sie lernen, mit dem Arbeitgeber über ihre private Pflegesituation zu kommunizieren, und erfahren, welche Unterstützungsangebote der Arbeitgeber anbietet.

■ **Theoretisches Wissen**

Die Teilnehmer setzen sich mit ihren Arbeitsrechten im Kontext der Pflege auseinander. Während der Power-Point-Präsentation »*08_Modul 1_Vereinbarkeit von Familie, Pflege und Beruf*« werden ergänzend aktuelle Informationsbroschüren verteilt und gemeinsam gelesen. Zum Stand 1/2015 werden die Regelungen zur Pflegezeit und Familienpflegezeit sowie zur kurzfristigen Arbeitsverhinderung und Pflegegeldunterstützung des Bundesministeriums für Familie, Senioren, Frauen und Jugend (www.bmfsfj.de) vorgestellt. Die Teilnehmer gewinnen Sicherheit in Bezug auf ihre Rechte bei der Vereinbarkeit von Pflege, Berufstätigkeit und Familie.

http://extras.springer.com/2018/978-3-662-54749-6.08_Modul 1_Vereinbarkeit von Familie, Pflege und Beruf

■ **Reflexion**

Die Teilnehmer reflektieren ihre Erfahrungen mit der Vereinbarkeit von Pflege und Berufstätigkeit. Sie tauschen sich aus, wo es zu Entlastungen und Unterstützung, Konflikten oder Belastungen kommt. Sie reflektieren, was aktuelle berufspolitischen Angebote (◘ Abb. 9.5) für sie bedeuten und ob diese zu einer verbesserten Vereinbarkeit beitragen können.

Falls sie bereits Kenntnisse über die Angebote ihres Arbeitgebers haben, können diese reflektiert werden. Bereits gewonnene Erfahrungen mit Arbeitgebern werden thematisiert. Wenn positive Erfahrungen bei der Vereinbarkeit von Pflege und Berufstätigkeit gemacht wurden, können diese zur Netzwerkkarte hinzugefügt werden.

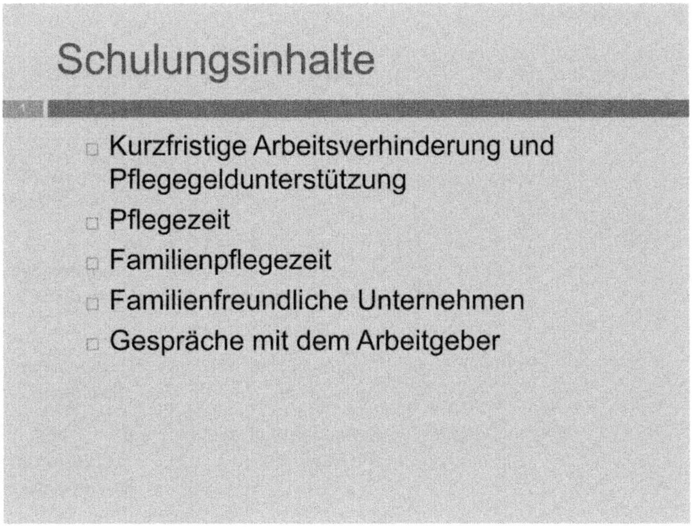

Abb. 9.5 Schulungsinhalte

- **Übungen**

Die Teilnehmer üben in Rollenspielen Gesprächssituationen mit ihrem Arbeitgeber. In diesen kommunizieren sie ihre Bedürfnisse und Fragen. Dazu können individuelle Arbeitszeitregelungen, Möglichkeiten der Familienpflegezeit oder Arbeit im Home-Office gehören.

- **Hausaufgaben**

Die Teilnehmer nehmen gegebenenfalls Kontakt zu ihrem Arbeitgeber auf und führen ein Beratungsgespräch, in dem sie sich über die Angebote des Arbeitgebers zur Vereinbarkeit von Pflege und Beruf informieren. Sie berichten beim nächsten Termin, welche Erfahrungen sie gemacht haben.

9.5   Eigene Gesundheit

》 Aber ich muss auch aufpassen auf meine Schwester, weil sie ist dann so, sie macht zu viel und zu oft und sie gibt alles auf sich und ich hab Angst, dass sie dann irgendein Tag überfordert wird, so wie ich damals. Ich war auch schon und ich hab auch einmal Abstand genommen, zwei Wochen.

- **Modulplan**

Dauer (in Minuten)	Sequenz	Inhalt	Didaktische Methode	Material und Medien
10	Theoretisches Wissen	Eigene belastende und entlastende Faktoren	Gruppenarbeit: - Gespräch	Papier Stift
20	Reflexion	Eigene Gesundheit	Gruppenarbeit: - Ideensammlung - Leitfragen	Metaplanwand Metaplankarten Zeitschriften Tesafilm
20	Übungen	Eigene Be- und Entlastung	Gruppenarbeit: - Rollenspiel - Handmassage - Übungen mit dem Thera-Band	Massageöle Thera-Bänder
5	Hausaufgabe	Eigene Gesundheit	Einzelarbeit: - Auszeit nehmen und reflektieren	keine
5	Modulabschluss	»Blitzlicht«	Abschlussrunde: - Einzelrückmeldung in der Gruppe	Papier Stift

- **Modulziele**

Die Teilnehmer erkennen individuell belastende und entlastende Faktoren und deren Auswirkung auf die eigene Gesundheit. Sie reflektieren, an welcher Stelle sie etwas für ihre eigene Gesundheit tun möchten. Sie setzten dies praktisch um und reflektieren die Auswirkungen auf die eigene Gesundheit und die Pflegesituation. Dabei greifen sie auch auf ihre Netzwerkpartner und Entlastungsangebote zurück.

- **Theoretisches Wissen**

Die Teilnehmer lernen gesundheitsbeeinträchtigende und gesundheitsförderliche Faktoren kennen. Dieser Inhalt wird über die persönlichen Erfahrungen der Teilnehmer eingeführt. Hierbei wird auf die individuellen Belastungen der Teilnehmer auf körperlicher und emotionaler Ebenen eingegangen. Die Schulungsleiter ermutigen die Teilnehmer, persönliche entlastende Faktoren zu identifizieren. Informationen zu ausgewählten Entlastungsangeboten werden in allen Modulinhalten des *Moduls 1: Prävention und Selbstpflege* sowie in den *Modulen 2: Rahmenbedingungen: Finanzierung und Beratung, 3: Krankheit und Krankheitsverarbeitung* sowie *4: Körperpflege und Mobilität* vermittelt.

- **Reflexion**

Die Teilnehmer identifizieren be- und entlastende Faktoren in der Gruppe. Sie teilen sich gegenseitig mit, was sie selbst für ihre eigene Gesundheit tun oder gerne tun möchten. Die Inhalte werden auf Metaplankarten geschrieben und an der Metaplanwand gesammelt und geordnet. Alternativ dazu können auch Bilder aus Zeitschriften ausgeschnitten werden, die die Inhalte symbolisieren. Anschließend reflektiert die Gruppe, mit wem sie über ihre gesundheitlichen Belastungen sprechen kann und wie sie Belastungsgrenzen erkennt. Die Ergebnisse werden ebenfalls schriftlich auf einer Metaplanwand festgehalten. Auf der Metaplanwand werden dazu Felder mit Überschriften

- »Was belastet mich?«,
- »Was entlastet mich?«,
- »Wer hört mir zu?«,
- »Wann ist es zu viel?«,
- »Was würde ich gerne für mich tun?«

vorbereitet.

■ **Übungen**

Es stehen unterschiedliche Übungen zur Auswahl:

Aushandeln von Grenzen und Unterstützungsbedarfen Die Teilnehmer üben in Rollenspielen Gesprächssituationen mit Personen im individuellen Netzwerk. Sie benennen individuelle Belastungen und vereinbaren Unterstützung durch andere Netzwerkpartner.

Entspannung und sinnliche Erfahrung Die Teilnehmer bieten sich gegenseitig eine entspannende Handmassage mit Aromaölen an.

Stärkung und Lockerung der Muskulatur Den Teilnehmer werden verschiedenen Übungen mit dem Thera-Band gezeigt.

■ **Hausaufgaben**

Die Teilnehmer nehmen sich in der nächsten Woche eine individuelle Auszeit für ihre eigene Gesundheit. Sie berichten beim nächsten Termin, was sie für sich getan haben. Außerdem sollen sie berichten, welche Auswirkungen dies auf sie selbst, den Pflegebedürftigen und andere Beteiligte hatte, und ob und wie sie ihre Entlastung kommuniziert haben.

9.6   Abschluss von Modul 1

Die Teilnehmer haben im Verlauf des Moduls unterschiedliche Formen der Unterstützung kennengelernt. Durch das Bewusstsein für unterschiedliche Netzwerkpartner und Entlastungsangebote kann soziale Isolation und Benachteiligung, unter anderem bei Aufgabe der Erwerbstätigkeit, verringert werden. Die Teilnehmer verstehen die Bedeutung ihrer eigenen Gesundheit in Zusammenhang mit der Gewährleistung der Pflege. In der Schulung haben sie ihre individuellen Bedürfnisse reflektiert und dazu passende Angebote gewählt und in Anspruch genommen. Diese Kompetenzen können sie bei Veränderungen der Pflegesituation weiter nutzen. Durch die Reflexion haben sie gelernt, ihre Bedürfnisse zu kommunizieren und das Thema »Pflege« auch im beruflichen Kontext zu thematisieren.

Am Modulabschluss führt die Schulungsleitung ein »Blitzlicht« durch, um von den Teilnehmern eine Rückmeldung zur Durchführung des *Modul 1: Prävention und Selbstpflege* zu erhalten. Die Teilnehmer werden durch die Schulungsleitung aufgefordert, in der Gruppe zurückzumelden, wie sie die Teilnahme am Modul 1 erlebt haben. Die Teilnehmer gehen dabei in der Regel auf Aspekte der Schulungsinhalte, der sozialen Dynamik zwischen der Schulungsleitung und der Gruppe sowie persönliche Gedanken und Gefühle ein. Das »Blitzlicht« gibt der Schulungsleitung Hinweise, die für die Gestaltung der weiteren Module genutzt werden können, sofern es der Schulungsleitung sinnvoll erscheint und sie dies umsetzten kann. Zusätzlich zum »Blitzlicht« kann auch eine Evaluation durchgeführt werden.

Literatur

Bastawrous M, Gignac MA, Kapral MK, Cameron JI (2015) Adult daughters providing post-stroke care to a parent: a qualitative study of the impact that role overload has on lifestyle, participation and family relationships. Clinical rehabilitation 29: 592–600

Davis LL, Chestnutt D, Molloy M et al. (2014) Adapters, strugglers, and case managers: A typology of spouse caregivers. Quality Health Research 24: 1492–1500

Kofahl C, Mestheneos E, Triantafillou J (2005) EUROFAMCARE. Services for Supporting Familiy Carers for older people in Europe: Characteristics, Coverage and Useage. Zusammenfassende Übersicht der Ergebnisse aus der EUROFAMCARE - Sechs Länder Studie, 3. https://www.uke.de/extern/eurofamcare/documents/.../summary_of_findings_de.pdf (Letzter Zugriff: 17.07.2017)

Duggleby W, Williams A, Ghosh S et al. (2016) Factors influencing changes in health related quality of life of caregivers of persons with multiple chronic conditions. Health and quality of Life Outcomes 14: 81

Eldh AC, Carlsson E (2011) Seeking a balance between employment and the care of an ageing parent. Scandinavian Journal of Caring Sciences 25: 285–291

Franke A, Reichert M (2010) Carers@work. Zwischen Beruf und Pflege: Konflikt oder Chance? – Ein europäischer Vergleich – Analyse der internationalen Forschungsliteratur. www.carersatwork.tu-dortmund.de/publikationen.php (Letzter Zugriff: 17.07.2017)

Keck W, Saraceno C (2009) Balancing elderly care and employment in Germany, Discussion Paper SP I 2009-401: Wissenschaftszentrum Berlin für Sozialforschung. https://bibliothek.wzb.eu/pdf/2009/i09-401.pdf (Letzter Zugriff: 17.07.2017)

Kim J, Ingersoll-Dayton B, Kwak M (2011) Balancing Eldercare and Employment: The Role Work interruptions and supportive Employers. Journal of Applied Gerontology 32: 347–369

McCann TV, Bamberg J, McCann F (2015) Family carers´experience of caring for an older parent with severe and persistent mental illness. International Journal of Mental Health Nursing 24: 203–212

Monin JK, Schulz R, Feeney BC (2015) Compassionate love in individuals with alzheimer`s disease and their spousal caregivers: Associations with caregivers´psychological health. Gerontologist 55: 981–989

Pertl MM, Lawlor BA, Robertson IH, Walsh C, Brennan S (2015) Risk of Cognitive and functional impairment in spouses of people with dementia: Evidence from the healthand retirement study. Journal of Geriatric Psychiatry and Nerology 28: 260–271

Reid RC, Stajduhar KI, Chappell NL (2010) The impact of work interferences on family caregiver outcomes. Journal of Applied Gerontology 29: 267–289

Shuter P, Beattie E, Edwards H (2014):An explaratory study of grief and health-related Quality of life for caregivers of people with dementia. American Journal of Alzheimers`s desease & other Dementias 29: 379–385

Skaalvik MW, Norberg A, Normann K, Fjelltun AM, Asplund K (2016) The experience of self and threats to sense of self among relatived caring for people with alzheimer`s disease. Dementia 15: 467–480

Stokes LA, Combes H, Stokes G (2014) Understanding the dementia diagnosis: The impact on the caregiving experience. Dementia 13: 59–78

9

Modul 2: Rahmenbedingungen: Finanzierung und Beratung

© Springer-Verlag GmbH Deutschland 2018
C. Petersen-Ewert et al., *Transkulturell pflegen*
DOI 10.1007/978-3-662-54750-2_10

10.1   Übersicht über Modul 2

Dieses Modul besteht aus zwei Modulinhalten:
- Finanzierung.
- Beratung.

- **Lernziele »Finanzierung«**
- Die Teilnehmer lernen die Leistungen der Pflegeversicherung kennen.
- Die Teilnehmer gewinnen Sicherheit in Bezug auf ihren Leistungsanspruch.

- **Meilensteine**
- Die individuellen Leistungsansprüche sind bekannt.

- **Lernziele »Beratung«**
- Die Teilnehmer lernen Beratungsangebote zur Unterstützung bei der Finanzierung der Pflege kennen.
- Die Teilnehmer erwerben Erfahrungen im Kontakt mit bestehenden Beratungsangeboten.
- Die Teilnehmer erweitern eventuell ihre eigenen Finanzierungsmöglichkeiten.

- **Meilensteine**
- Die individuellen Beratungsangebote sind bekannt.
- Die individuellen Finanzierungsmöglichkeiten für die pflegerische Versorgung sind geläufig.

Benötigte Materialien
- Beamer
- Laptop
- PPP: 09_Modul 2_Rahmenbedingungen Finanzierung und Beratung
- Informationsmaterialien: www.bmg.bund.de/themen/pflege. html
- Exemplarische Flyer von Pflegekursen, Pflegestützpunkten, Pflegediensten usw.
- Weitere Quellen (www.bmfsfj.de/)

10.2   Finanzierung

» Meine Schwester meinte, äh, was hat sie denn gesagt? dadurch, dass sie ja die Sprache nicht konnte, dass sie wahrscheinlich ihre Rechte nicht hatten…

- **Modulplan**

Dauer (in Minuten)	Sequenz	Inhalt	Didaktische Methode	Material und Medien
10	Hausaufgabe	Erfahrungen und Ergebnisse aus dem letzten Modul	Entspricht der Hausaufgabe	Beamer Laptop
20	Theoretisches Wissen	Leistungen der Pflegeversicherung	Vortrag: - Power-Point-Präsentation	PPP: 09_Modul 2_Rahmenbedingungen Finanzierung und Beratung
30	Reflexion	Verständlichkeit von Texten über die Leistungen der Pflegeversicherung	Gruppenarbeit: - Textarbeit	Texte über die Leistungen der Pflegeversicherung
20	Übungen	Leistungsanspruch der Pflegeversicherung	Gruppenarbeit: - Textarbeit	Texte über die Leistungen der Pflegeversicherung
10	Hausaufgaben	Leistungsanspruch der Pflegeversicherung	Einzelarbeit: - Beratungsgespräch	Papier Stift

- **Modulziele**

Die Teilnehmer kennen den aktuellen Leistungsanspruch der Pflegeversicherung und können ihren individuellen Leistungsanspruch benennen und in Anspruch nehmen.

- **Theoretisches Wissen**

Die Power-Point-Präsentation »*09_Modul 2_Rahmenbedingungen Finanzierung und Beratung*« dient zur Einführung der Teilnehmer in das Thema. Die Präsentation stellt den Leistungsanspruch der Pflegeversicherung entsprechend des aktuellen Stands vom 01.01.2017 dar. Zu beachten sind eventuelle Änderungen des Leistungsanspruchs aufgrund von Anpassungen nach Veröffentlichung des Handbuchs. Die Teilnehmer haben die Möglichkeit, Fragen zu stellen und über ihre Erfahrungen, beispielsweise bei der Inanspruchnahme von Leistungen, zu berichten.

http://extras.springer.com/2018/978-3-662-54749-6. 09_Modul 2_Rahmenbedingungen Finanzierung und Beratung

- **Reflexion**

Die Teilnehmer reflektieren ihr Verständnis beim Lesen der Gesetzestexte. Sie tauschen sich darüber aus, was ihnen verständlich erscheint und wo sie noch Fragen haben. Der geschützte Rahmen der Schulung soll die Teilnehmer ermutigen, diese Fragen zu stellen. Sie reflektieren die häusliche Pflegesituation und ihren individuell möglichen Leistungsanspruch im Rahmen der Pflegeversicherung. Sie überlegen, welche Leistungen ihnen zusätzlich zustehen und ob sie diese in Anspruch nehmen möchten.

- **Übungen**

Die Teilnehmer lesen gemeinsam aktuelle Texte des Bundesministeriums für Familie, Senioren, Frauen und Jugend über die Leistungen der Pflegeversicherung und tauschen sich über ihr Verständnis und die Inhalte aus. Sie werden durch die Schulungsleitung ermutigt, Fragen zu stellen und miteinander über die Leistungen der Pflegeversicherung zu sprechen.

Die Schulungsleitung kann das Gespräch mit folgenden Leitfragen einleiten:

- Was ist verständlich für Sie?
- Was kennen Sie schon?/ Wovon haben Sie schon gehört?
- Was ist schwierig zu verstehen?
- Was möchten Sie gerne wissen?

- **Hausaufgaben**

Die Teilnehmer nehmen, bei Bedarf und Leistungsanspruch, Kontakt zu den Leistungsträgern und Leistungserbringern der Pflegeversicherung auf, und machen bestehende Rechtsansprüche geltend. Beim nächsten Treffen berichten sie über ihre Erfahrungen.

10.3 Beratung

» Man wird nicht automatisch auf die Dinge aufmerksam gemacht. Es wäre hilfreich, wenn die Schwestern die Angehörigen über solche Sachen informieren.

- **Modulplan**

Dauer (in Minuten)	Sequenz	Inhalt	Didaktische Methode	Material und Medien
20	Theoretisches Wissen	Beratungsangebote	Vortrag: - Power-Point-Präsentation	Laptop Beamer PPP: 09_Modul 2_Rahmenbedingungen Finanzierung und Beratung
20	Reflexion	Eigene Erfahrungen bei der Inanspruchnahme von Beratungsangeboten	Gruppenarbeit: - Gespräch	Papier Stift
20	Übungen	Eigene Erfahrungen bei der Inanspruchnahme von Beratungsangeboten	Einzelarbeit: - Beratungsgespräch auswählen und vereinbaren	Papier Stift
5	Hausaufgabe	Eigene Erfahrungen bei der Inanspruchnahme von Beratungsangeboten	Einzelarbeit: - Beratungsgespräch	Papier Stift
5	Modulabschluss	»Blitzlicht«	Abschlussrunde: - Einzelrückmeldung in der Gruppe	Papier Stift

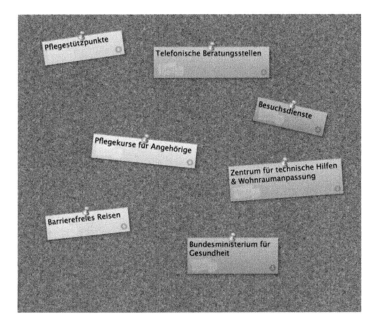

◘ Abb. 10.1 Pinnwand »Beratungsangebote«

- **Modulziele**

Die Teilnehmer lernen Beratungsangebote theoretisch und praktisch kennen und reflektieren die Angebote für ihre individuelle Pflege-situation.

- **Theoretisches Wissen**

Die Schulungsleitung informiert mit der Power-Point-Präsentation »09_Modul 2_Rahmenbedingungen Finanzierung und Beratung« über bestehende Beratungsangebote. Hierbei werden die Angebote von Pflegestützpunkten, Pflegediensten, Pflegeberatern und Pflegekursen für pflegende Angehörige vorgestellt (◘ Abb. 10.1). Die Teilnehmer haben die Möglichkeit, Fragen zu stellen und über ihre Erfahrungen zu berichten. Dabei kann das Vorwissen der Teilnehmer eingeschätzt und daran angeknüpft werden.

- **Reflexion**

Die Teilnehmer berichten, welche Erfahrungen sie in einem Bera-tungsgespräch gemacht haben. Sie geben an, ob sie weitere Erkennt-nisse über Leistungsangebote und deren Finanzierungsmöglichkeiten gewinnen konnten.

- **Übungen**

Die Teilnehmer suchen sich aus den vorgestellten oder selbst ermittel-ten Angeboten eins aus, das sie besonders interessiert und/oder, das ihnen besonders hilfreich erscheint. Sie ermitteln, wie sie Kontakt aufnehmen können und planen einen Beratungstermin. Dabei überlegen sie, was sie bei der Beratung gerne erfahren möchten.

■ **Hausaufgaben**

Die Teilnehmer nehmen ein gewähltes Beratungsangebot in Anspruch und berichten anschließend von ihren Erfahrungen. Sie stellen dar, ob das entsprechende Angebot und die gewonnenen Erkenntnisse voraussichtlich zu einer Verbesserung ihrer eigenen Situation beitragen könnten.

10.4   Abschluss von Modul 2

Die Teilnehmer haben die Leistungen der Pflegeversicherung kennengelernt. Durch die gemeinsame Erarbeitung der Informationen wurde sichergestellt, dass die Inhalte richtig verstanden wurden. Dabei hat die Schulungsleitung sowohl auf das inhaltliche Verstehen als auch auf Verständnisbarrieren aufgrund von Sprachbarrieren geachtet. Es wurden Informationsmaterialien ausgesucht und gemeinsam erarbeitet, die beide Bedingungen erfüllen. Das Verständnis der Texte ermöglichte die Wahl von Beratungsangeboten, die den individuellen Beratungsbedürfnissen der Teilnehmer entsprechen. Durch die Vorbereitung der Hausaufgabe konnten Zugangsbarrieren verringert werden. Im Rahmen der Hausaufgabe können die Teilnehmer praktische Erfahrungen sammeln und die Bedeutung der Angebote für ihre persönlichen Netzwerke reflektieren.

Am Modulabschluss führt die Schulungsleitung ein »Blitzlicht« durch, um von den Teilnehmern eine Rückmeldung zur Durchführung des Modul 2: *Rahmenbedingungen: Finanzierung und Beratung* zu erhalten. Die Teilnehmer werden durch die Schulungsleitung aufgefordert, in der Gruppe zurückzumelden, wie sie die Teilnahme am Modul 2 erlebt haben. Die Teilnehmer gehen dabei in der Regel auf Aspekte der Schulungsinhalte, der sozialen Dynamik zwischen der Schulungsleitung und der Gruppe sowie persönliche Gedanken und Gefühle ein. Das Blitzlicht gibt der Schulungsleitung Hinweise, die für die Gestaltung der weiteren Module genutzt werden können, sofern es der Schulungsleitung sinnvoll erscheint und sie dies umsetzten kann. Zusätzlich zum »Blitzlicht« kann auch eine Evaluation durchgeführt werden.

Literatur

Allwicher V (2009) Welche Beratung brauchen pflegende Angehörige: Konzeption einer bedürfnisorientierten Angehörigenberatung aus pflegewissenschaftlicher Perspektive. 1. Aufl. Books on demand, Norderstedt

Buchcik J (2014) Kurve – Kultursensible Versorgungsbedürfnisse identifizieren und Chancen nutzen. In: Hamburgische Arbeitsgemeinschaft für Gesundheitsförderung e.V. (Hrsg.). Stadtpunkte Informationen zur Gesundheitsförderung. Thema Demographischer Wandel. Ausgabe 2: 12

Bundesministerium für Gesundheit (2016) Wir stärken die Pflege: Die Pflegestärkungsgesetze – Alle Leistungen zum Nachschlagen, 2. Aufl. BMG-P-110. http://www.pflegestaerkungsgesetz.de/info-angebote/informationsmaterial/ (Letzter Zugriff 21.06.2017)

Petersen-Ewert C, Buchcik J, Kern K, Westenhöfer J, Gaidys U (2015) Kultursensible Versorgungsbedürfnisse identifizieren und Chancen nutzen (Kurve) – Qualifizierung und Unterstützung von pflegenden Angehörigen mit Migrationshintergrund und Pflegekräften. In: Zängl P (Hrsg.) Zukunft der Pflege. 20 Jahre Norddeutsches Zentrum zur Weiterentwicklung der Pflege. Springer, Wiesbaden

Petersen-Ewert C, Buchcik J, Kern K, Westenhöfer J, Gaidys U (2016) Kultursensible Versorgungsbedürfnisse identifizieren und Chancen nutzen (Kurve) – Qualifizierung und Unterstützung von pflegenden Angehörigen mit Migrationshintergrund und Pflegefachkräften. Pflegenetz.magazin 02/16

Modul 3: Krankheit und Krankheitsverarbeitung

© Springer-Verlag GmbH Deutschland 2018
C. Petersen-Ewert et al., *Transkulturell pflegen*
DOI 10.1007/978-3-662-54750-2_11

11.1   Übersicht über Modul 3

Dieses Modul besteht aus drei Modulinhalten. Diese haben sich als besonders relevant für die Zielgruppe herausgestellt. Bei Bedarf kann nach demselben Schema für andere Erkrankungen vorgegangen werden.

1. Diabetes mellitus Typ 2,
2. Demenz,
3. Depression.

■ **Lernziele »Diabetes mellitus Typ 2«**
- Die Teilnehmer erweitern ihr Wissen über Diabetes mellitus Typ 2.
- Die Teilnehmer reflektieren Erkenntnisse über Rituale und Gewohnheiten in Zusammenhang mit Ernährung im persönlichen Umfeld.
- Die Bedeutung der Erkrankung und die Krankheitsverarbeitung für den Pflegebedürftigen werden diskutiert.

■■ **Meilensteine**
- Die Bedeutung von Hautpflege, Bewegung, Ausscheidung und Ernährung im Krankheitszusammenhang ist erkannt.
- Die praktische Anwendung von Blutzuckermessgeräten und Insulin-Pen ist erlernt.

■ **Lernziele »Demenz«**
- Die Teilnehmer erweitern ihr Wissen über dementielle Erkrankungen.
- Die Teilnehmer entwickeln Entlastungsstrategien und können eigene Belastungen reduzieren.
- Die Teilnehmer lernen, eine demenzgerechte Umgebung zu gestalten.

■■ **Meilensteine**
- Die Bedeutung von Hautpflege, Bewegung, Ausscheidung und Ernährung im Krankheitszusammenhang ist bekannt.
- Zusammenhänge zwischen Erkrankung und Verhalten des Pflegebedürftigen sind identifiziert.

■ **Lernziele »Depression«**
- Die Teilnehmer erweitern ihr vorhandenes Wissen über Depressionen.
- Die Teilnehmer lernen Zusammenhänge zwischen Depressionen und anderen Erkrankungen kennen.
- Die Teilnehmer erlernen die Bedeutung von Körperpflege, Bewegung, Ausscheidung und Ernährung im Krankheitszusammenhang.

■■ **Meilensteine**
▬ Kommunikationsstrategien im Umgang mit Menschen mit Depressionen sind erprobt.
▬ Strategien zur eigenen Entlastung sind entwickelt.

Benötigte Materialien
- Laptop
- Beamer
- PPP: 10_Modul 3_Diabetes mellitus Typ 2
- PPP: 11_Modul 3_Demenz
- PPP: 12_Modul 3_Depression
- Blutzuckermessgerät
- Pen mit Nadeln, Patrone und Ersatzpatrone
- Ernährungs- und Blutzuckertagebuch
- Orangen oder ähnliches
- Zeitschriften, aus denen Bilder ausgeschnitten werden können
- Metaplanwand
- Moderationskarten
- Pin-Nadeln oder Tesafilm

11.2   Diabetes mellitus Typ 2

» Also wir waren ja mit meinem Vater ja beim Diabetologen und da war auch immer ein Ernährungsberater. Ich war schon öfters mit ihm da, er hält sich nicht dran. Das ist es. Man erzählt ihm das, oder wir erzählen es unserer Mutter, sie soll dementsprechend kochen, aber das hat sie nicht gemacht. Oder er hat, bevor die Krankenpflege gekommen ist, er hat bis mittags geschlafen und weniger Mahlzeiten angenommen, also unregelmäßige Mahlzeiten. Und dadurch auch diese Spritzen auch unregelmäßig gemacht, so dass es zu dieser Situation gekommen ist.

■ Modulplan

Dauer (in Minuten)	Sequenz	Inhalt	Didaktische Methode	Material und Medien
10	Hausaufgabe	Erfahrungen und Ergebnisse aus dem letzten Modul	Entspricht der Hausaufgabe	Beamer Laptop
20	Theoretisches Wissen	Diabetes mellitus Typ 2	Vortrag: - Power-Point-Präsentation	PPP: 10_Modul 3_Diabetes mellitus Typ 2
15	Reflexion	Bedeutung von und Erfahrungen mit Ernährung im Kontext von Kultur und Familie	Gruppenarbeit: - Gedankensammlung an der Metaplanwand	Metaplanwand Zeitschriften Tesafilm
10	Pflege	Krankheitsrelevante Inhalte	Vortrag: - Power-Point-Präsentation	PPP: 10_Modul 3_Diabetes mellitus Typ 2
20	Übungen	Blutzuckermessung Patronen- und Nadelwechsel Aufziehen und Injizieren von Insulin mit Pen	Gruppenarbeit: - Gemeinsames Üben der Tätigkeiten	Blutzuckermessgeräte mit Ersatznadeln Messstäbchen Insulin-Pen Insulinpatronen und Ersatzpatronen Pen-Nadeln Orangen oder ähnliches
5	Hausaufgabe	Ernährung Blutzuckermessung	Einzelarbeit: - Ernährungstagebuch führen - Blutzuckertagebuch führen	Papier Stift

■ Modulziele

Die Teilnehmer gewinnen Sicherheit im Umgang mit der Erkrankung Diabetes mellitus Typ 2 und können ihre An- und Zugehörigen praktisch unterstützen. Sie erfassen die Bedeutung von Ernährung, Bewegung und Hautpflege im pflegerischen Alltag.

■ Theoretisches Wissen

Die Schulungsleitung informiert die Teilnehmer mit der Power-Point-Präsentation »10_Modul 3_Diabetes mellitus Typ 2« zu relevanten Inhalten. Die Teilnehmer haben die Möglichkeit, Fragen zu stellen und über ihre Erfahrungen zu berichten. Dabei kann das Vorwissen der Teilnehmer eingeschätzt und daran angeknüpft werden. Da die theoretische Wissensvermittlung zu diesem Thema umfangreich ist, wird die Präsentation zwischendurch von praktischen Übungen und Reflexionsaufgaben (■ Abb. 11.1) unterbrochen. Dadurch wird ermöglicht, dass die Konzentration erhalten bleibt und die Teilnehmer neues Wissen bereits praktisch umsetzen können. Die relevanten Inhalte sind wie folgt:

> ## Reflexion
>
> ☐ **Ernährung**
>
> Bitte schneiden Sie aus den Zeitschriften Bilder aus, die Sie mit Essen und Trinken verbinden. Denken Sie an gemeinsame Zeiten mit Familie und Freunden und berichten Sie einander davon. Erzählen Sie uns von schönen und schwierigen Momenten

⬛ Abb. 11.1 Reflexion über Ernährung

- Krankheitsentstehung,
- Symptome,
- Diagnostik,
- Behandlung,
- Komplikationen,
- Folgeerkrankungen.

▪ Reflexion

Die Reflexionsübung ist in die theoretische Wissensvermittlung integriert und wird in ⬛ Abb. 11.1 angeleitet.

Die Teilnehmer reflektieren die Bedeutung von Erfahrungen mit Ernährung im Kontext von Kultur und Familie und tauschen sich darüber in der Gruppe aus. Dazu schneiden sie symbolische Bilder aus Zeitschriften aus. Diese kleben sie an eine Metaplanwand und diskutieren währenddessen mit der Gruppe.

▪ Pflege

Nachdem die Grundlagen über die Erkrankung vermittelt wurden und ein erster Erfahrungsaustausch stattfand, werden passende pflegepraktische Inhalte vertieft. Zu diesen Inhalten zählen:

- Kommunikation,
- Hautbeobachtung,
- Fußpflege,
- Ernährung,
- Bewegung,
- Ausscheidung.

▪ **Übungen**

Die praktischen Übungen sind in die theoretische Wissensermittlung integriert und werden in der Power-Point-Präsentation »*10_Modul 3_Diabetes mellitus Typ 2*« (▶ Folie 29 und ▶ Folie 31) angeleitet.

▬ Die Teilnehmer üben die Blutzuckermessung.

▬ Die Teilnehmer üben den Patronen- und Nadelwechsel.

▬ Die Teilnehmer üben das Aufziehen und Injizieren von Insulin mit Pen.

▪ **Hausaufgabe**

Die Teilnehmer führen bis zum nächsten Treffen ein Ernährungstagebuch. In diesem protokollieren sie, was und wann der Pflegebedürftige in welchen Mengen gegessen hat.

Die Teilnehmer messen zusätzlich den Blutzucker der Pflegebedürftigen und führen ebenfalls Tagebuch.

11.3 Demenz

》 Aber es gibt solche Momente, wenn ich mit Mama was bespreche, dann habe ich, ich weiß nicht, ob das gut ist, dann sage ich: »*Mama, du fängst an, zu vergessen.*«. Ich weiß nicht, ob das gut ist, dass ich das Mama sage. Aber, dann sagt sie zu mir: »*Was denkst du, dass ich so blöd bin?*«.

▪ **Modulplan**

Dauer (in Minuten)	Sequenz	Inhalt	Didaktische Methode	Material und Medien
20	Theoretisches Wissen	Demenz	Vortrag: - Power-Point-Präsentation	PPP: 11_Modul 3_Demenz
10	Reflexion	Belastung Entlastung	Gruppenarbeit: - Gespräch	PPP: 11_Modul 3_Demenz Metaplanwand Moderationskarten Tesafilm
10	Pflege	Krankheitsrelevante Inhalte	Vortrag: - Power-Point-Präsentation	PPP: 11_Modul 3_Demenz
20	Übungen	Herausfordernde Situationen Kommunikation	Gruppenarbeit: - Rollenspiel - Gemeinsames Singen	Papier Stift
5	Hausaufgabe	Herausfordernde Situationen Kommunikation	Einzelarbeit: - Anwendung des Gelernten im privaten Umfeld	keine

- **Modulziele**

Die Teilnehmer erhalten Hintergrundwissen zur Erkrankung Demenz und verstehen die Bedeutung der Kommunikation für die Erkrankten und sich selbst als pflegende An- und Zugehörige. Sie haben die Kommunikation in für sie herausfordernden Situationen praktisch geübt und können diese im Umgang mit den pflegebedürftigen An- und Zugehörigen anwenden und reflektieren.

- **Theoretisches Wissen**

Die Schulungsleitung vermittelt Wissen zum Thema Demenz. Die Teilnehmer können Fragen stellen und über ihre Erfahrungen berichten. Die Wissensvermittlung erfolgt über die Power-Point-Präsentation »*11_Modul 3_Demenz*«. Inhalte der Wissensvermittlung sind:

http://extras.springer.com/2018/978-3-662-54749-6.11_Modul 3_Demenz

- Krankheitsentstehung,
- Symptome,
- Diagnostik,
- Behandlung,
- Komplikationen,
- Folgeerkrankungen.

- **Reflexion**

Die Reflexionsaufgabe ist in die Power-Point-Präsentation »*11_Modul 3_Demenz*« (▶ Folie 15) integriert. Die Teilnehmer berichten über Erfahrungen und Erlebnisse mit den Pflegebedürftigen. Dabei werden positive und herausfordernde Situationen zusammengetragen. Die Teilnehmer werden aufgefordert zu berichten, wie sie herausfordernde Situationen gemeistert haben und welche Entlastungsangebote sie kennen und in Anspruch nehmen. Die Inhalte werden von der Schulungsleitung auf Moderationskarten gesammelt und an der Metaplanwand sortiert.

- **Pflege**

Nachdem die Grundlagen über die Erkrankung vermittelt wurden und ein erster Erfahrungsaustausch stattfand, werden passende pflegepraktische Inhalte vertieft. Die Inhalte finden sich in der Power-Point-Präsentation »*11_Modul 3_Demenz*« wieder. Zu den Inhalten zählen:

- Kommunikation (◘ Abb. 11.2),
- Tagesgestaltung,
- Ernährung,
- Bewegung,
- Ausscheidung.

- **Übungen**
- Von den Teilnehmer genannte herausfordernde Situationen werden als Rollenspiele praktisch geübt (z. B. Portemonnaie oder Schlüssel verschwunden). Dabei können die Teilnehmer abwechselnd die Rolle des an Demenz Erkrankten und die der

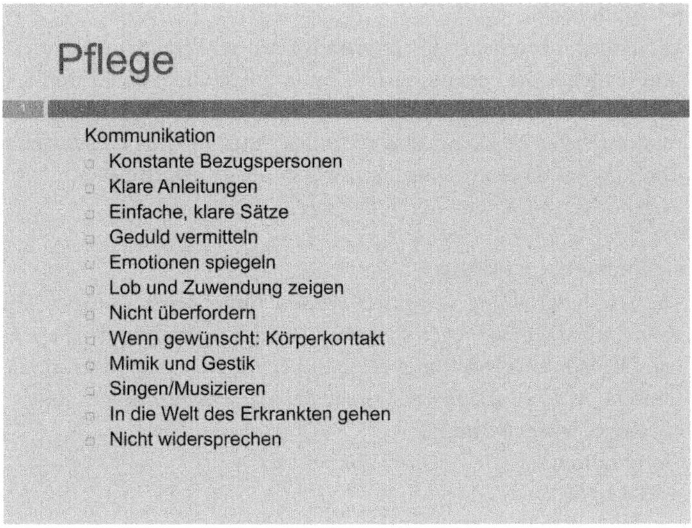

Pflege

Kommunikation
  - Konstante Bezugspersonen
  - Klare Anleitungen
  - Einfache, klare Sätze
  - Geduld vermitteln
  - Emotionen spiegeln
  - Lob und Zuwendung zeigen
  - Nicht überfordern
  - Wenn gewünscht: Körperkontakt
  - Mimik und Gestik
  - Singen/Musizieren
  - In die Welt des Erkrankten gehen
  - Nicht widersprechen

◘ **Abb. 11.2** Pflege. Wichtige Aspekte der Kommunikation

pflegenden Angehörigen übernehmen. Situationen aus dem Alltag können simuliert werden. Kommunikationsstrategien werden reflektiert und eventuell durch neue ersetzt. Die Teilnehmer geben sich gegenseitig Rückmeldungen und entwickeln Handlungsoptionen.

━ Anleitungen zu Alltagshandlungen, wie zum Beispiel die Aufforderung zum Zähneputzen oder Trinken, werden praktisch geübt.

━ Die Teilnehmer singen bekannte Lieder aus ihrer Heimat bzw. Kultur (z. B. zu Festen, Schlaflieder).

■ **Hausaufgabe**

Die Teilnehmer benennen eine für sie wiederkehrende schwierige Situation, in der sie die in der Schulung gewonnenen Erkenntnisse anwenden wollen. Beim nächsten Treffen berichten sie von ihren Erfahrungen.

11.4 Depression

» Es war sehr schwer mit ihm in der Anfangszeit, weil, durch den Sturz ist er wieder in diese depressive Phase reingerutscht. Es war bei ihm nur der Arm gebrochen, aber er wollte nicht laufen, also es war, es ist ein Mechanismus aufgetreten, womit wir gar nicht gerechnet haben. Er ist weder auf Toilette gegangen, noch gar nichts. Er dachte immer, sobald er wieder aufsteht er fällt runter und hat alles verweigert. Er hat fast drei Monate lang gelegen.

- **Modulplan**

Dauer (in Minuten)	Sequenz	Inhalt	Didaktische Methode	Material und Medien
10	Theoretisches Wissen	Depression	Vortrag: - Power-Point-Präsentation	PPP: 12_Modul 3_Depression
10	Reflexion	Eigene Erfahrungen mit der Erkrankung	Gruppenarbeit: - Gespräch	Papier Stift
10	Pflege	Krankheitsrelevante Inhalte	Vortrag: - Power-Point-Präsentation	PPP: 12_Modul 3_Depression
30	Übungen	Kommunikation mit Erkrankten und professionellen Dienstleistern	Gruppenarbeit: - Rollenspiel	Stift Papier
10	Hausaufgabe	Kommunikation mit Erkrankten und professionellen Dienstleistern	Einzelarbeit: - Anwendung des Gelernten im privaten Umfeld	keine
5	Modulabschluss	»Blitzlicht«	Abschlussrunde: - Einzelrückmeldung in der Gruppe	Papier Stift

- **Modulziele**

Die Teilnehmer erhalten Hintergrundwissen zur Erkrankung Depression und verstehen die Bedeutung der Kommunikation für die Erkrankten und sich selbst als pflegende An- und Zugehörige. Sie haben die Kommunikation praktisch geübt und können diese im Umgang mit den pflegebedürftigen An- und Zugehörigen anwenden und reflektieren.

- **Theoretisches Wissen**

Die Schulungsleitung informiert die Teilnehmer zu relevanten Inhalten. Die Wissensvermittlung erfolgt über die Power-Point-Präsentation »*12_Modul 3_Depression*«. Die Teilnehmer haben die Möglichkeit, Fragen zu stellen und über ihre Erfahrungen zu berichten. Dabei kann das Vorwissen der Teilnehmer eingeschätzt und daran angeknüpft werden.

Zu den Inhalten zählen:

- Krankheitsentstehung,
- Symptome,
- Diagnostik,
- Behandlung,
- Komplikationen,
- Folgeerkrankungen.

http://extras.springer.com/2018/978-3-662-54749-6. 12_Modul 3_Depression

- **Reflexion**

Die Reflexionsaufgabe (◻ Abb. 11.3) ist in die Power-Point-Präsentation »*12_Modul 3_Depression*« integriert. Die Teilnehmer berichten von eigenen Erfahrungen im Zusammenhang mit der Erkrankung. Sie

Reflexion

☐ Bitte erzählen Sie uns aus Ihrem Alltag. Wie erleben Sie das Zusammenleben mit Ihrem Angehörigen?

☐ Was ist vielleicht schwierig?

☐ Welche Fragen haben Sie?

☐ Wer hilft Ihnen?

◘ **Abb. 11.3** Reflexionsaufgabe

reflektieren ihre Gefühle und Kommunikationsstrategien sowie Erfahrungen mit professioneller Unterstützung. Sie berichten über Entlastungstrategien.

▪ **Pflege**

Nachdem die Grundlagen über die Erkrankung vermittelt wurden und ein erster Erfahrungsaustausch stattfand, werden passende pflegepraktische Inhalte vertieft. Zu diesen zählen:

- Kommunikation,
- Tagesgestaltung,
- Ernährung,
- Bewegung,
- Ausscheidung.

▪ **Übungen**

In Rollenspielen werden die Teilnehmer ermutigt, die Kommunikation mit Pflegebedürftigen, die an einer Depression erkrankt sind, zu üben. In einem weiteren Rollenspiel reflektieren sie die Kommunikation mit Dienstleistern, wie Ärzten oder professionell Pflegenden. Beide Rollenspiele werden entsprechend den Bedürfnissen der Gruppe eingesetzt.

▪ **Hausaufgabe**

Die Teilnehmer benennen eine für sie wiederkehrende schwierige Situation, in der sie die in der Schulung gewonnenen Erkenntnisse anwenden wollen. Sie berichten beim nächsten Treffen von ihren Erfahrungen.

11.5   Abschluss von Modul 3

In diesem Modul wurden exemplarisch drei Erkrankungen vorgestellt, die von den pflegenden Angehörigen als besonders belastend erlebt werden. Die Erkrankungen haben Auswirkungen auf die Kommunikation mit den Betroffenen, das soziale Zusammenleben und erfordern praktische Fähigkeiten sowie eine Anpassung an den Alltag. Die Teilnehmer haben praktisches Hintergrundwissen über die Erkrankungen erarbeitet. Sie haben ihre Emotionen und Erfahrungen bei der Integration der Erkrankung reflektiert. Dabei wurden auch individuelle Traditionen und Lebensgewohnheiten berücksichtigt. Die Kommunikation und die Anpassung eigener Verhaltensmuster bei der Unterstützung der Pflegebedürftigen ist in Rollenspielen in Bezug auf reale Situationen geübt worden. Die Teilnehmer konnten ihre Bedürfnisse einbringen und die erworbenen Kompetenzen in der Häuslichkeit umsetzen.

Am Modulabschluss führt die Schulungsleitung ein »Blitzlicht« durch, um von den Teilnehmern eine Rückmeldung zur Durchführung des Modul 3: *Krankheit und Krankheitsverarbeitung* zu erhalten. Die Teilnehmer werden durch die Schulungsleitung aufgefordert, in der Gruppe zurückzumelden, wie sie die Teilnahme am Modul 3 erlebt haben. Die Teilnehmer gehen dabei in der Regel auf Aspekte der Schulungsinhalte, der Didaktik, der sozialen Dynamik zwischen der Schulungsleitung und der Gruppe sowie persönliche Gedanken und Gefühle ein. Das »Blitzlicht« gibt der Schulungsleitung Hinweise, die für die Gestaltung der weiteren Module genutzt werden können, sofern es der Schulungsleitung sinnvoll erscheint und sie dies umsetzten kann. Zusätzlich zum »Blitzlicht« kann auch eine Evaluation durchgeführt werden.

Literatur

Andreae S, Avelini P, Berg M et al. (2008) Lexikon der Krankheiten und Untersuchungen. 2. Aufl. Thieme, Stuttgart New York

Asmussen-Clausen M, Baumeister H, Menche N (2014) Pflege Heute. 6. Aufl. Elsevier, München

Bastawrous M, Gignac MA, Kapral MK, Cameron JI (2015) Adult daughters providing post-stroke care to a parent: a qualitative study of the impact that role overload has on lifestyle, participation and family relationships. Clinical rehabilitation 29: 592–600

Buchcik J (2014) Kurve – Kultursensible Versorgungsbedürfnisse identifizieren und Chancen nutzen. In: Hamburgische Arbeitsgemeinschaft für Gesundheitsförderung e.V. (Hrsg.). Stadtpunkte Informationen zur Gesundheitsförderung. Thema Demographischer Wandel. Ausgabe 2: 12

Davis LL, Chestnutt D, Molloy M et al. (2014) Adapters, strugglers, and case managers: A typology of spouse caregivers. Quality Health Research 24: 1492–1500

James IA (2013) Herausforderndes Verhalten bei Menschen mit Demenz. Einschätzen, verstehen und behandeln. Hans Huber, Bern

Kastner U, Löbach R (2014) Handbuch Demez. Fachwissen für Pflege und Beratung. 3. Aufl. Elsevier, München

McCann TV, Bamberg J, McCann F (2015) Family carers´experience of caring for an older parent with severe and persistent mental illness. International Journal of Mental Health Nursing 24: 203–212

Petersen-Ewert C, Buchcik J, Kern K, Westenhöfer J, Gaidys U (2015) Kultursensible Versorgungsbedürfnisse identifizieren und Chancen nutzen (Kurve) – Qualifizierung und Unterstützung von pflegenden Angehörigen mit Migrationshintergrund und Pflegekräften. In: Zängl P (Hrsg.) Zukunft der Pflege. 20 Jahre Norddeutsches Zentrum zur Weiterentwicklung der Pflege. Springer, Wiesbaden

Petersen-Ewert C, Buchcik J, Kern K, Westenhöfer J, Gaidys U (2016) Kultursensible Versorgungsbedürfnisse identifizieren und Chancen nutzen (Kurve) – Qualifizierung und Unterstützung von pflegenden Angehörigen mit Migrationshintergrund und Pflegefachkräften. Pflegenetz.magazin 02/16

Schewior-Popp S, Sitzmann F, Ullrich L (2012) Thiemes Pflege. Das Lehrbuch für Pflegende in der Ausbildung. 12. Aufl. Thieme, Stuttgart New York

Shuter P, Beattie E, Edwards H (2014):An exploratory study of grief and health-related Quality of life for caregivers of people with dementia. American Journal of Alzheimers`s desease & other Dementias 29: 379–385

Stokes LA, Combes H, Stokes G (2014) Understanding the dementia diagnosis: The impact on the caregiving experience. Dementia 13: 59–78

Taylor BJ, Irish LA, Martire LM et al.(2015) Avoidant coping and poor sleep efficiency in dementia caregivers. Psychosom Med 77: 1050–1057

Werner S (2014) Praxishandbuch Demenzbegleitung. Menschen mit einer Demenz aktivieren, begleiten und unterstützen. Hans Huber, Bern

11

Modul 4:
Körperpflege und Mobilität

© Springer-Verlag GmbH Deutschland 2018
C. Petersen-Ewert et al., *Transkulturell pflegen*
DOI 10.1007/978-3-662-54750-2_12

12.1   Übersicht über Modul 4

Dieses Modul besteht exemplarisch aus drei Modulinhalten:
1. Inkontinenz,
2. Lagerung und Transfer,
3. Sturzprophylaxe.

- **Lernziele »Inkontinenz«**
- Die Teilnehmer erkennen die Bedeutung einer Inkontinenz für ihre Angehörigen im Alltag.
- Die Teilnehmer lernen Inkontinenzmaterialien kennen und praktisch anwenden.
- Die Teilnehmer können Strategien der Angehörigen zur Krankheitsverarbeitung indentifizieren.
- Die Teilnehmer lernen die Mobilität der Angehörigen zu fördern

- **Meilensteine**
- Die Angehörigen wurden bei der Integration der Inkontinenz in den Alltag unterstützt.

- **Lernziele »Lagerung und Transfer«**
- Die Teilnehmer lernen Lagerungshilfsmittel kennen.
- Die Teilnehmer lernen Hilfsmittel zur Erleichterung des Transfers kennen.
- Die Teilnehmer erlernen Transfer- und Lagerungstechniken.

- **Meilensteine**
- Die Teilnehmer können die Mobilität ihrer Angehörigen unterstützen.
- Die Teilnehmer können verschiedene Lagerungstechniken in Alltagssituationen anwenden.

- **Lernziele »Sturzprophylaxe«**
- Die Teilnehmer erkennen Sturzrisikofaktoren.
- Die Teilnehmer erkenne die Bedeutung von Mobilität.
- Die Teilnehmer kennen Möglichkeiten zur Sturzprophylaxe.
- DieTeilnehmer können Erfahrungen mit Stürzen in der Vorgeschichte reflektieren

- **Meilensteine**
- Die Förderung der Mobilität wird durch die Teilnehmer in der Häuslichkeit individuell umgesetzt.
- Die Maßnahmen zur Sturzprävention sind in der Häuslichkeit individuell umgesetzt.

Benötigte Materialien (nach Bedarf)
- Laptop
- Beamer
- PPP: 13_Modul 4_Inkontinenz
- PPP: 14_Modul 4_Lagerung und Transfer
- PPP: 15_Modul 4_Sturzpraevention
- Metaplanwand
- Stifte
- Papier
- Pflegebett
- Rollstuhl
- Toilettenstuhl
- Rollator
- Steckbecken
- Lagerungskissen und Schutzunterlage
- Rutschtuch
- Drehscheibe
- Transferbrett
- Strickleiter
- Bettlifter oder Stehlifter (falls vorhanden)
- Bettwäsche zum Wechseln
- Verschiedene Inkontinenzmaterialien (Schutzhosen, Pants, Einlagen, Bettflasche, Kondomurinal)
- Alternativ: Abbildungen von Hilfsmitteln (falls nicht vorhanden)

12.2   Inkontinenz

» Da wurde sie auch inzwischen auch inkontinent. Weil sie aus dem Bett nicht raus konnte. So richtig auf Nachtstuhl. Und, ja dann, dann haben wir zusätzliche Aufgabe gehabt noch. Windelwechseln und Vorlagen und alles. Und auch in der Woche Bett bezogen und so.

■ **Modulplan**

Dauer (in Minuten)	Sequenz	Inhalt	Didaktische Methode	Material und Medien
10	Hausaufgabe	Erfahrungen und Ergebnisse aus dem letzten Modul	Entspricht der Hausaufgabe	Beamer Laptop
20	Theoretisches Wissen	Inkontinenz	Vortrag: - Power-Point-Präsentation	PPP: 13_Modul 4_Inkontinenz
5	Reflexion	Eigene Erfahrungen mit Inkontinenz	Gruppenarbeit: - Gespräch	Stift Papier
15	Pflege	Themenrelevante Inhalte	Gruppenarbeit: - Power-Point-Präsentation - Praktische Vorstellung von Hilfsmitteln	Laptop Beamer PPP: 13_Modul 4_Inkontinenz
20	Übungen	Anlegen von Inkontinenzmaterialien im Bett Wäschewechsel im Bett Rückenschonendes Arbeiten	Gruppenarbeit: - Anwendung von Hilfsmitteln	Pflegebett Steckbecken Schutzunterlage Bettwäsche zum Wechseln Verschiedene Inkontinenzmaterialien (Schutzhosen, Pants, Einlagen, Bettflasche, Kondomurinal) Alternativ: Abbildungen von Hilfsmitteln (falls nicht vorhanden)
5	Hausaufgabe	Inkontinenzversorgung	Einzelarbeit: - Anwendung des Gelernten in der Häuslichkeit - Eventuell Beschaffung von Hilfsmitteln	Inkontinenzmaterialien zum Mitgeben für zuhause

■ **Modulziele**

Die Teilnehmer erkennen den Zusammenhang zwischen der Mobilität ihrer An- und Zugehörigen und den Pflegephänomenen Inkontinenz, Dekubitus und Intertrigo. Es wird auf unterschiedliche Ursachen der Inkontinenz eingegangen. Die Inhalte aus den Modulen 3: *Krankheit und Krankheitsverarbeitung* – bestehend aus *13_Modul 4_Inkontinenz, 14_Modul 4_Lagerung und Transfer* sowie *15_Modul 4_Sturzpraevention* – werden im Kontext von Mobilität und Kontinenz aufgegriffen. Die Teilnehmer erlernen theoretisch und praktisch, wie sie die Mobilität fördern und dabei Hilfsmittel bedarfsgerecht einsetzen können. In diesem Zusammenhang achten sie auch auf ihre eigene Gesundheit.

■ **Theoretisches Wissen**

http://extras.springer. com/2018/978-3-662-54749-6. 13_Modul 4_Inkontinenz

Die Schulungsleitung vermittelt mit der Power-Point-Präsentation »*13_Modul 4_Inkontinenz*« Wissen zum Thema Inkontinenz. Die Teilnehmer haben die Möglichkeit, Fragen zu stellen und über ihre Erfahrungen zu berichten. Dabei kann das Vorwissen der Teilnehmer eingeschätzt und daran angeknüpft werden. Die Themen sind:

- Krankheitsentstehung,
- Symptome,
- Diagnostik,
- Behandlung,
- Komplikationen,
- Folgeerkrankungen.

- **Reflexion**

Die Teilnehmer tauschen sich in einem Gespräch über ihre Erfahrungen mit Inkontinenz bei An- und Zugehörigen aus. Copingstrategien der Pflegebedürftigen werden thematisiert. Erfahrungen in der Kommunikation und eigene Gefühle wie Scham und Ekel können reflektiert werden.

Die Schulungsleitung kann das Gespräch mit folgenden Leitfragen einleiten:

- Wie gehen ihre Angehörige mit der Inkontinenz im Alltag um?
- Gibt es Einschränkungen seit Beginn der Inkontinenz?
- Welche Hilfsmittel nutzen sie? Sind diese hilfreich?

- **Pflege**

Nachdem die Grundlagen vermittelt wurden und ein erster Erfahrungsaustausch stattfand, werden passende pflegepraktische Inhalte vertieft. Zu diesen zählen:

- Kommunikation,
- Hautbeobachtung und Pflege,
- Ernährung,
- Bewegung,
- Materialien und Hilfsmitteln in Bildform, falls nicht materiell vorhanden.

- **Übungen**

- Unterschiedliche Inkontinenzmaterialien werden von der Schulungsleitung vorgestellt. Die Teilnehmer können sie ansehen und anfassen.
- Die Teilnehmer üben untereinander das Anlegen von unterschiedlichen Inkontinenzmaterialien wie Pants und Schutzhosen zum Kleben. Die Übung erfolgt im Liegen und Stehen.
- Die Teilnehmer üben untereinander den Bettwäschewechsel während des Liegens im Bett.
- Die Teilnehmer lernen das rückenschonende Arbeiten während dieser Tätigkeiten.

- **Hausaufgabe**

Die Teilnehmer nehmen passende Inkontinenzmaterialien mit nach Hause und üben dort die Anwendung in der Praxis. Eventuell beschaf-

fen sie sich selbst Hilfsmittel, die sie für passend halten. beim darauffolgenden Termin berichten sie über ihre Erfahrungen.

12.3   Lagerung und Transfer

» Wie soll man ja umdrehen, ja Anfassen überhaupt. Weil sind
   unterschiedliche Methoden. Kann man nicht so mit eigenem
   Rücken arbeiten. Und das ist wichtig, finde ich, ne. Diese aus dem
   Bett holen, das ist auch nicht so einfach.

▪ **Modulplan**

Dauer (in Minuten)	Sequenz	Inhalt	Didaktische Methode	Material und Medien
10	Theoretisches Wissen	Lagerung und Transfer	Vortrag: - Power-Point-Präsentation	PPP: 14_Modul 4_Lagerung und Transfer
10	Reflexion	Eigene Erfahrungen Eigene Gesundheit	Gruppenarbeit: - Gespräch	Stift Papier
5	Pflege	Themenrelevante Inhalte	Vortrag: - Power-Point-Präsentation	PPP: 14_Modul 4_Lagerung und Transfer
30	Übungen	Rückenschonendes Arbeiten	Gruppenarbeit: - Lagerungs- und Transfertechniken - Anwendung von Hilfsmitteln	Rollstuhl Toilettenstuhl Rollator Drehscheibe Transferbrett Bettlifter bzw. Stehlifter Pflegebett Lagerungskissen und Schutzunterlage Rutschtuch Strickleiter falls vorhanden Alternativ: Abbildungen von Hilfsmitteln (falls nicht vorhanden)
5	Hausaufgabe	Lagerungs- und Transfertechniken	Einzelarbeit: - Anwendung des Gelernten in der Häuslichkeit - Eventuell Beschaffung von Hilfsmitteln	keine

- **Modulziele**

> **Tipp**
> Die Modulinhalte aus diesem Modul 4 sind miteinander verknüpft und können übergreifend bearbeitet werden. Wenn die Schulungsleitung den Einsatz von Hilfsmitteln (z. B. Toilettenstuhl, Drehscheibe oder Stehlifter) zeigt, können gleichzeitig die Unterstützung beim Toilettengang sowie die Möglichkeiten der Hautpflege erwähnt werden. Es ist für die pflegenden Angehörigen ermutigend, wenn sie reflektieren, dass sie mit einer Pflegehandlung (Unterstützung beim Toilettengang) zur Vermeidung diverser Folgeerkrankungen und Komplikationen (Intertrigo, Dekubitus, Sturz, Kontrakturen, Depression usw.) beitragen.

- **Theoretisches Wissen**

Die Schulungsleitung vermittelt mit der Power-Point-Präsentation »14_Modul 4_Lagerung und Transfer« Wissen zu den Themen Lagerung und Transfer. Die Teilnehmer haben die Möglichkeit, Fragen zu stellen und über ihre Erfahrungen zu berichten. Dabei kann das Vorwissen der Teilnehmer eingeschätzt und daran angeknüpft werden.

http://extras.springer.com/2018/978-3-662-54749-6. 14_Modul 4_Lagerung und Transfer

Zu den Inhalten zählen:
- Immobilität,
- Lagerungstechniken,
- Komplikationen,
- Folgeerkrankungen.

- **Reflexion**

Die Teilnehmer berichten von Erfahrungen bei der Lagerung und dem Transfer. Dabei wird auf die individuellen Ressourcen der Pflegebedürftigen und vorhandene Hilfsmittel eingegangen. Sie berichten, was ihnen leicht oder schwer fällt und wie sie Herausforderungen lösen. Einschränkungen der eigenen Gesundheit werden in diesem Zusammenhang benannt.

- **Pflege**

Nachdem die Grundlagen vermittelt wurden und ein erster Erfahrungsaustausch stattfand, werden passende pflegepraktische Inhalte zu den Themen Ernährung und Bewegung vertieft.

- **Übungen**

Ein Pflegebett sowie unterschiedliche Hilfsmittel für die Lagerung und den Transfer werden bereitgestellt. Auf rückenschonendes Arbeiten wird geachtet.

Die Teilnehmer üben zusammen
- das Lagern auf der Seite,
- das Lagern im aufrechten Sitz im Bett,

▬ den Transfer auf die Bettkante,

▬ den Transfer aus dem Bett in den Rollstuhl.

Dabei nutzen sie nach Bedarf unterschiedliche Hilfsmittel.

▪ Hausaufgabe

Die Teilnehmer wenden die erlernten Techniken in der Häuslichkeit an. Wenn erforderlich versuchen sie, notwendige Hilfsmittel zu beschaffen. Sie berichten beim darauffolgenden Termin von ihren Erfahrungen.

12.4 Sturzprophylaxe

» Sie fällt hin zu Hause, häufig. Nur dass sie das noch nicht zulassen möchte, dass sie das nicht alleine machen darf. Sie hat Angst davor. Wenn ich damit nicht mehr zurechtkomme, dann komme ich mit nichts mehr zurecht.

▪ Modulplan

Dauer (in Minuten)	Sequenz	Inhalt	Didaktische Methode	Material und Medien
10	Theoretisches Wissen	Sturzprophylaxe	Vortrag: - Power-Point-Präsentation	PPP: 15_Modul 4_Sturzpraevention
5	Reflexion	Sturzrisikofaktoren Kommunikation	Gruppenarbeit: - Gespräch	Stift Papier
5	Pflege	Sturzprävention Hilfsmittel	Vortrag: - Power-Point-Präsentation	PPP: 15_Modul 4_Sturzpraevention
30	Übungen	Sturzprophylaxe	Gruppenarbeit: - Praktische Anwendung von Pflegehilfsmitteln und Transfertechniken - Erstellung der Checkliste: »Sturzprophylaxe«	Metaplanwand Stifte Papier Pflegebett Rollstuhl Toilettenstuhl Rollator
5	Hausaufgabe	Externe Sturzrisikofaktoren in der Häuslichkeit	Einzelarbeit: - Anwendung der Checkliste	Checkliste: »Sturzprophylaxe«
5	Modulabschluss	»Blitzlicht«	Abschlussrunde: - Einzelrückmeldung in der Gruppe	Papier Stift

Sturzursachen

z. B.:
- Veränderte Körperhaltung (z. B. nach Vorne gebeugt)
- Gehstörungen
- Gleichgewichtsschwierigkeiten
- Sehbeeinträchtigungen
- Verwirrtheit/Unruhe
- Medikamente
- Bewusstseinsverluste (z. B. bei niedrigem Blutzucker, zu wenig Flüssigkeit)
- Stolperfallen in der Wohnung
- Dunkelheit
- Optische Täuschungen
- Veränderungen in der Wohnung
- Kleidung
- Schuhe, die nicht richtig passen

◘ **Abb. 12.1** Sturzursachen

- **Modulziele**

Die Teilnehmer erkennen Sturzrisiken im Umfeld des Pflegebedürftigen und können dies kommunizieren und gegebenenfalls reduzieren. Die Teilnehmer erkennen den Nutzen der Sturzprävention vor dem Hintergrund von Komplikationen und Folgeerkrankungen.

- **Theoretisches Wissen**

Die Schulungsleitung vermittelt mit der Power-Point-Präsentation »15_Modul 4_Sturzpraevention« Wissen zum Thema Sturzprophylaxe. Die Teilnehmer haben die Möglichkeit, Fragen zu stellen und über ihre Erfahrungen zu berichten. Dabei kann das Vorwissen der Teilnehmer eingeschätzt und daran angeknüpft werden.

http://extras.springer.com/2018/978-3-662-54749-6.15_Modul 4_Sturzpraevention

Zu den Inhalten gehören:

- Sturzursachen (◘ Abb. 12.1),
- Sturzrisiken,
- Komplikationen und Folgeerkrankungen.

- **Reflexion**

Die Teilnehmer überlegen, welche individuellen Sturzrisikofaktoren (◘ Abb. 12.1) sie im Alltag wahrnehmen und ob sie bereits sturzprophylaktische Maßnahmen angewendet haben. In diesem Zusammenhang berichten sie gegebenenfalls auch von der Kommunikation mit den Pflegebedürftigen über Sturzprophylaxe. Erfahrungen mit bereits aufgetretenen Stürzen werden geteilt.

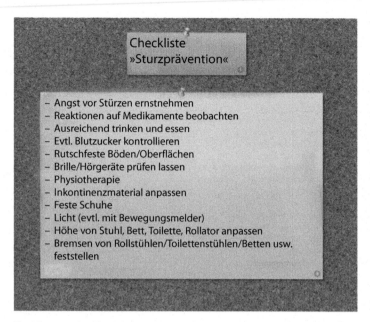

Abb. 12.2 Checkliste »Sturzprävention«

■ **Pflege**

Nachdem die Grundlagen vermittelt wurden und ein erster Erfahrungsaustausch stattfand, werden passende pflegepraktische Inhalte vertieft. Zu diesen Inhalten zählen:

- Sturzprävention,
- Hilfsmittel.

■ **Übungen**

Ein Pflegebett sowie unterschiedliche Hilfsmittel für die Lagerung und den Transfer werden bereitgestellt. Auf rückenschonendes Arbeiten wird geachtet.

Die Teilnehmer üben den sicheren Umgang mit Pflegehilfsmittel.

> **Tipp**
> Hier können die Modulinhalte Inkontinenz sowie Lagerung und Transfer als Wiederholung integriert werden.

Die TeilnehmerI erstellen mit der Kursleitung eine Checkliste zur Sturzprävention in der Häuslichkeit. Ein Beispiel für eine Checkliste ist in ■ Abb. 12.2 dargestellt. Dabei werden nur veränderbare Faktoren berücksichtigt.

■ **Hausaufgabe**

Die Teilnehmer prüfen die externen Sturzrisikofaktoren in der Häuslichkeit anhand der Checkliste. Sie bringen die Liste zum nächsten

Sturzprävention

Hausaufgabe
- Prüfen Sie zuhause, ob Sie die Sturzgefahr in Ihrer Wohnung verringern können
- Machen Sie sich Gedanken zu anderen Risikofaktoren, die Sie beeinflussen können
- Besuchen Sie das „Beratungszentrum für technische Hilfen und Wohnraumanpassung"
- Berichten Sie beim nächsten Mal

☑ **Abb. 12.3** Hausaufgabe zur Sturzprävention

Schulungstermin mit. Gegebenenfalls berichten sie über vorgenommene Veränderungen und die damit verbundene Kommunikation mit ihren Angehörigen (☑ Abb. 12.3).

12.5   Abschluss von Modul 4

Die Teilnehmer haben in diesem Modul praktische Handgriffe für die Pflege ihrer An- und Zugehörigen erlernt. Die Module 1: *Prävention und Selbstpflege* (▶ Kap. 9) und 2: *Rahmenbedingungen: Finanzierung und Beratung* (▶ Kap. 10) beschäftigen sich mit den Rahmenbedingungen einer gelungenen Pflege. Dabei wurde auf die Finanzierung, die Bildung geeigneter Netzwerke und die Gesundheit der pflegenden Angehörigen fokussiert. Das Modul 3: *Krankheit und Krankheitsverarbeitung* thematisierte die individuelle Verarbeitung von Erkrankungen (▶ Kap. 11). Dazu wurden exemplarisch drei häufig auftretende und herausfordernde Erkrankungen gewählt, die Auswirkungen auf die psychische und physische Verfassung, die sozialen Kontakte und bestimmte Lebensgewohnheiten haben. In diesem Modul 4 haben die Teilnehmer praktische Handgriffe für die Pflege ihrer An- und Zugehörigen erlernt, die zum Erhalt der Gesundheit der Teilnehmer sowie der Mobilität und Teilhabe der Pflegebedürftigen beitragen.

Am Modulabschluss führt die Schulungsleitung ein »Blitzlicht« durch, um von den Teilnehmern eine Rückmeldung zur Durchführung des Modul 4: *Mobilität und Körperpflege* zu erhalten. Die Teilnehmer werden durch die Schulungsleitung aufgefordert, in der Gruppe zurückzumelden, wie sie die Teilnahme am Modul 4 erlebt haben. Die Teilnehmer gehen dabei in der Regel auf Aspekte der

Schulungsinhalte, der Didaktik, der sozialen Dynamik zwischen der Schulungsleitung und der Gruppe sowie persönliche Gedanken und Gefühle ein. Das »Blitzlicht« gibt der Schulungsleitung Hinweise, die für die Gestaltung weiterer Schulungen genutzt werden können, sofern es der Schulungsleitung sinnvoll erscheint und sie dies umsetzten kann. Zusätzlich zum »Blitzlicht« kann auch eine Evaluation durchgeführt werden.

Literatur

Andreae S, Avelini P, Berg M et al. (2008) Lexikon der Krankheiten und Untersuchungen. 2. Aufl. Thieme, Stuttgart New York

Asmussen-Clausen M, Baumeister H, Menche N et al. (2014) Pflege Heute. 6. Aufl. Elsevier, München

Deutsches Netzwerk für Qualitätsentwicklung in der Pflege (DNQP) (2017) Expertenstandard. Dekubitusprophylaxe in der Pflege. Entwicklung – Konsentierung – Implementierung. ISBN: 978-3-00-009033-2. https://www.dnqp.de/de/expertenstandards-und-auditinstrumente/

Deutsches Netzwerk für Qualitätsentwicklung in der Pflege (DNQP) (2013) Expertenstandard. Sturzprophylaxe in der Pflege. ISBN-13: 978-3-00-015082-1. https://www.dnqp.de/de/expertenstandards-und-auditinstrumente/

Schewior-Popp S, Sitzmann F, Ullrich L (2012) Thiemes Pflege. Das Lehrbuch für Pflegende in der Ausbildung. 12. Aufl. Thieme, Stuttgart New York

Scholz-Weinrich G, Graber-Dünow M (2015) Lebensraum Bett. Bettlägerige alte Menschen im Pflegealltag. Schlütersche, Hannover

Serviceteil

© Springer-Verlag GmbH Deutschland 2018
C. Petersen-Ewert et al., *Transkulturell pflegen*
DOI 10.1007/978-3-662-54750-2

| Zertifikat für die Teilnahme an der Schulung für professionell Pflegende | Seite 1 |

Zertifikat

Frau/Herr: _____

hat vom _____ bis zum _____ an der Fortbildung

»Transkulturelle Kompetenzbildung für professionell Pflegende«

durchgeführt durch:

teilgenommen.

Folgende Inhalte wurden vermittelt:

- Geschichte der Migration in Deutschland
- Belastungserleben pflegender Angehöriger mit und ohne Migrationshintergrund
- Transkulturelle Kompetenz
- Entlastungsangebote
- Rollenerwartungen
- Krankheitsverarbeitung
- Kommunikation
- Fallbearbeitung
- Reflexion des professionellen Handelns

Evaluationsbogen vor Beginn der Schulung für professionell Pflegende | Seite 1

Liebe Teilnehmerin, lieber Teilnehmer,

Sie nehmen heute an der Schulung »Transkulturelle Kompetenzbildung für professionell Pflegende« teil. Um zu überprüfen, ob diese Schulung Ihren Wünschen und Bedarfen entspricht, führen wir eine kurze Befragung durch. Deshalb ist uns Ihre Meinung wichtig! Ihre Angaben werden anonym behandelt.
Vielen Dank für Ihre Mitarbeit!

1. **In welchem Berufsfeld sind Sie tätig?**

_____ (bitte benennen)

2. **Haben Sie in Ihrem beruflichen Alltag Kontakt zu pflegenden Angehörigen oder Pflegebedürftigen mit Migrationshintergrund?**

Ja _____ ☐ ⇨ weiter mit Frage 3

Nein _____ ☐ ⇨ Vielen Dank für Ihre Teilnahme!

3. **Wie häufig haben Sie in einer durchschnittlichen Arbeitswoche Kontakt zu pflegenden Angehörigen oder Pflegebedürftigen mit Migrationshintergrund? Welchen Migrationshintergrund haben diese?**

Ungefähr _____ Kontakte mit _____ aus _____

4. **In welchen Situationen haben Sie Kontakt zu pflegenden Angehörigen bzw. Pflegebedürftigen mit Migrationshintergrund?**

_____ (bitte benennen)

Evaluationsbogen vor Beginn der Schulung für professionell Pflegende   **Seite 2**

5. Wie schätzen Sie Ihre folgenden Kompetenzen im Umgang mit pflegenden Angehörigen bzw. Pflegebedürftigen mit Migrationshintergrund ein?

	Sehr gut	Gut	Mittelmäßig	Schlecht	Sehr schlecht
Pflegerische Kompetenzen	☐	☐	☐	☐	☐
Kommunikation mit Angehörigen mit Migrationshintergrund	☐	☐	☐	☐	☐
Kommunikation mit Pflegebedürftigen mit Migrationshintergrund	☐	☐	☐	☐	☐
(Hintergrund)wissen über die jeweilige Kultur	☐	☐	☐	☐	☐
Wissen über kultursensible Angebote bzw. Beratungsstellen	☐	☐	☐	☐	☐

6. Wenn Sie an den beruflichen Alltag mit pflegenden Angehörigen oder Pflegebedürftigen mit Migrationshintergrund denken….

…was fällt Ihnen besonders einfach?

_____

_____

_____

…was fällt Ihnen besonders schwer?

_____

_____

_____

Vielen Dank für Ihre Mühe!

Evaluationsbogen nach jedem Schulungstermin für professionell Pflegende | Seite 1

Liebe Teilnehmerin, lieber Teilnehmer,

da die Schulung, an der Sie teilnehmen, neu ist, sind wir an Ihrer Meinung interessiert. Darum möchten wir Sie bitten, die folgenden Fragen zu beantworten. Damit helfen Sie uns, die Schulung zu verbessern. Vielen Dank für Ihre Mitarbeit!

1. Wie zufrieden sind Sie mit der heutigen Schulung insgesamt? Bitte kreuzen Sie den entsprechenden Smiley an!

2. Wie beurteilen Sie die heutige Schulung anhand der folgenden Punkte?

	sehr gut				sehr schlecht
Inhalte der Schulung	☐	☐	☐	☐	☐
Aufbau und Struktur der Schulung	☐	☐	☐	☐	☐
Niveau der Schulung	☐	☐	☐	☐	☐
Organisation der Schulung	☐	☐	☐	☐	☐

3. Haben Sie heute etwas Neues dazugelernt?

(so gut wie) alles neu	viel Neues	etwas Neues	wenig Neues	nichts Neues
☐	☐	☐	☐	☐

4. Würden Sie die Schulung weiterempfehlen?

Ja ——————— ☐

Nein ——————— ☐

Keine Angabe ☐

5. Wenn Sie in Ihrem Arbeitsalltag Kontakt zu pflegenden Angehörigen oder Pflegebedürftigen mit Migrationshintergrund haben, fühlen Sie sich sicherer im Umgang mit Ihnen nach der heutigen Schulung?

sehr viel sicherer	etwas sicherer	wenig sicherer	gar nicht sicherer
☐	☐	☐	☐

Evaluationsbogen nach jedem Schulungstermin für professionell Pflegende	Seite 2

6. Was fanden Sie besonders hilfreich?

_____

_____

7. Was fanden Sie besonders überflüssig?

_____

_____

8. In welchem Ausmaß treffen die folgenden Aussagen für Sie persönlich zu?

	trifft gänz-lich zu			trifft über-haupt nicht zu
Die Dozenten konnten die Lehrinhalte anhand der Kursmaterialien gut veranschaulichen (Power-Point, Arbeitsblätter etc.)	☐	☐	☐	☐
Die Dozenten konnten die Inhalte durch gute Beispiele verdeutlichen	☐	☐	☐	☐
Die Dozenten konnten gut auf berufspraktische Bezüge eingehen	☐	☐	☐	☐
Die Dozenten konnten gut auf Fragen und Anmerkungen der Teilnehmenden eingehen	☐	☐	☐	☐
Die Dozenten waren gut vorbereitet	☐	☐	☐	☐

9. Haben Sie weitere Anmerkungen zur heutigen Schulung? Wenn ja, welche?

_____

_____

Vielen Dank für Ihre Mühe!

Quiz 1: Geschichte der Migration in Deutschland

Liebe Teilnehmer

In diesem Quiz können Sie Ihr Vorwissen über die Geschichte der Migration überprüfen.
Viel Spaß!

1. **Wer zählt zu den Migranten?**
   ○ Die 1. Generation der Zugewanderten
   ○ Die 2. Generation der Zugewanderten
   ○ Die 1. und 2. Generation der Zugewanderten

2. **Wie wird der Gesundheitszustand älterer türkischer Migranten häufig eingeschätzt?**
   ○ besonders schlecht
   ○ besonders gut
   ○ defizitorientiert

3. **Über welche Ressourcen verfügt die Gruppe der Migranten häufig?**
   ○ Transkulturelle Raumnutzung
   ○ Familiäre und soziale Netzwerke
   ○ Verbesserter Zugang zur Gesundheitsversorgung
   ○ Besondere finanzielle Unterstützung

4. **Wie werden sich die familiären Strukturen bei Migranten zukünftig verändern?**
   ○ Die Verfügbarkeit von pflegenden Angehörigen wird zunehmen.
   ○ Weibliche pflegende Angehörige werden vermehrt erwerbstätig sein.
   ○ Enkelkinder werden in besonderem Maße in die Pflege einbezogen.

Lösungsbogen – Quiz 1: »Geschichte der Migration in Deutschland«   **Seite 1**

1. **Wer zählt zu den Migranten?**
   ○ Die 1. Generation der Zugewanderten
   ○ Die 2. Generation der Zugewanderten
   X Die 1. und 2. Generation der Zugewanderten

2. **Wie wird der Gesundheitszustand älterer türkischer Migranten häufig eingeschätzt?**
   X besonders schlecht
   ○ besonders gut
   X defizitorientiert

3. **Über welche Ressourcen verfügt die Gruppe der Migranten häufig?**
   X Transkulturelle Raumnutzung
   X Familiäre und soziale Netzwerke
   ○ Verbesserter Zugang zur Gesundheitsversorgung
   ○ Besondere finanzielle Unterstützung

4. **Wie werden sich die familiären Strukturen bei Migranten zukünftig verändern?**
   ○ Die Verfügbarkeit von pflegenden Angehörigen wird zunehmen.
   X Weibliche pflegende Angehörige werden vermehrt erwerbstätig sein.
   ○ Enkelkinder werden in besonderem Maße in die Pflege einbezogen.

Quiz 2: Situation pflegender Angehöriger — Seite 1

Liebe Teilnehmer,
in diesem Quiz können Sie ihr Vorwissen über pflegende Angehörige überprüfen. Viel Spaß!

1. **Wie viel Prozent der Pflegebedürftigen werden zuhause versorgt?**
   - ○ 34%
   - ○ 56%
   - ○ 68%

2. **Wer trägt die Hauptlast der Pflegeaufgaben?**
   - ○ Männer
   - ○ Frauen

3. **Wie viel Prozent der pflegenden Angehörigen stehen rund um die Uhr zur Verfügung?**
   - ○ 24%
   - ○ 64%
   - ○ 86%

4. **Wie lange dauert eine Pflege im privaten Umfeld durchschnittlich?**
   - ○ 5,5 Jahre
   - ○ 8,2 Jahre
   - ○ 9,5 Jahre

5. **Was erhöht die Belastung von pflegenden Angehörigen besonders? (Mehre Antworten möglich)**
   - ○ Unterstützung bei der Körperpflege
   - ○ Eigener Gesundheitszustand
   - ○ Eigenes Geschlecht
   - ○ Demenzerkrankungen

6. **Wie viel Prozent der Angehörigen fühlt sich durch die Pflege stark belastet?**
   - ○ 33%
   - ○ 45%
   - ○ 57%

7. **Das besondere bei pflegenden Ehepartnern ist?**
   - ○ Sie leisten mehr Körperpflege.
   - ○ Sie haben am wenigsten Freizeit.
   - ○ Die Pflege fällt ihnen leichter als anderen pflegenden Angehörigen.

8. **Was ist nicht Aufgabe von professionellen Pflegekräften?**
   - ○ Belastungen von pflegenden Angehörigen wahrnehmen
   - ○ Patentlösungen für die Schwierigkeiten von pflegenden Angehörigen haben
   - ○ Pflegende Angehörige über passende Angebote informieren

Lösungsbogen – Quiz »Pflegender Angehörige«	Seite 1

1. **Wie viel Prozent der Pflegebedürftigen werden zuhause versorgt?**
   - ○ 34%
   - ○ 56%
   - X 68%

2. **Wer trägt die Hauptlast der Pflegeaufgaben?**
   - ○ Männer
   - X Frauen

3. **Wie viel Prozent der pflegenden Angehörigen stehen rund um die Uhr zur Verfügung?**
   - ○ 24%
   - X 64%
   - ○ 86%

4. **Wie lange dauert eine Pflege im privaten Umfeld durchschnittlich?**
   - ○ 5,5 Jahre
   - X 8,2 Jahre
   - ○ 9,5 Jahre

5. **Was erhöht die Belastung von pflegenden Angehörigen besonders? (Mehre Antworten möglich)**
   - ○ Unterstützung bei der Körperpflege
   - X Eigener Gesundheitszustand
   - X Eigenes Geschlecht
   - X Demenzerkrankungen

6. **Wie viel Prozent der Angehörigen fühlt sich durch die Pflege stark belastet?**
   - ○ 33%
   - ○ 45%
   - X 57%

7. **Das besondere bei pflegenden Ehepartnern ist?**
   - ○ Sie leisten mehr Körperpflege
   - X Sie haben am wenigsten Freizeit
   - ○ Die Pflege fällt ihnen leichter als anderen pflegenden Angehörigen

8. **Was ist nicht Aufgabe von professionellen Pflegekräften?**
   - ○ Belastungen von pflegenden Angehörigen wahrnehmen
   - X Patentlösungen für die Schwierigkeiten von pflegenden Angehörigen haben
   - ○ Pflegende Angehörige über passende Angebote informieren

Checkliste »Transkulturelle Pflegeanamnese« — Seite 1

- **Herkunftsland**
  - Welche persönlichen Erinnerungen gibt es an das Herkunftsland?
  - Wie war die Situation (z. B. politisch, wirtschaftlich, kulturell) im Herkunftsland? Und wie ist sie jetzt?
  - Welche persönlichen Kontakte bestehen in das Herkunftsland?
  - Wie wird der persönliche Bezug zum Herkunftsland erlebt?

- **Migrationsgeschichte**
  - Welchen Hintergrund gab es für die Entscheidung zur Migration?
  - Was waren prägende Erlebnisse?
  - Welche Personen sind mitgekommen?
  - Wie ist der derzeitige Status?
  - Wie wird die Integration bzw. Zugehörigkeit erlebt und gelebt?
  - Welche Ziele und Wünsche gab und gibt es im Zusammenhang mit der Migration?

- **Erfahrungen mit Gesundheit, Krankheit und Pflege**
  - Welche Erkrankungen sind bereits aufgetreten?
  - Welcher Pflegebedarf besteht zurzeit?
  - Welche Erfahrungen wurden bisher mit dem Gesundheitssystem gemacht?
  - Welche Haltungen bzw. Einstellungen bezogen auf Gesundheit, Krankheit und Pflege werden kommuniziert?
  - Welches Pflegewissen und welches krankheitsbezogene Wissen sind vorhanden?
  - Wie wird mit Gesundheit, Krankheit und Pflegebedürftigkeit bisher umgegangen?
  - Welche Bedeutung hat Spiritualität und Religion für das Erleben und den Umgang mit Gesundheit, Krankheit und Pflege?
  - Welche Rollenbilder bestehen innerhalb der Familie? Welche Rollenerwartungen gibt es an das professionelle Netzwerk?
  - Wie sorgen die Angehörigen für ihre eigene Gesundheit? Welche belastenden und entlastenden Faktoren werden benannt?

- **Private Netzwerke**
  - Gibt es Familienmitglieder, die unterstützen? Wie wird dies erlebt?
  - Gibt es Freunde, die unterstützen? Wie wird dies erlebt?
  - Gibt es Nachbarn, die unterstützen? Wie wird dies erlebt?
  - Welche Unterstützung gibt es am Arbeitsplatz? Welche Be- oder Entlastung wird deutlich?
  - Besteht eine Mitgliedschaft in einem Verband, (z. B. mit kulturellem Hintergrund) und welche Bedeutung hat diese im Alltag?

Checkliste »Transkulturelle Pflegeanamnese«

– **Professionelle Netzwerke und Finanzierung**
  – Welche professionellen Entlastungsangebote sind bekannt?
  – Welche Leistungen der Pflegeversicherung sind bekannt?
  – Welche Leistungen und Angebote werden in Anspruch genommen?
  – Welche Erfahrungen wurden bereits gemacht?
  – Welche Bedürfnisse und Vorstellungen bestehen in Bezug auf professionelle Entlastungs-
    angebote? Wie werden diese kommuniziert?

– **Kulturelle Bedürfnisse**
  – Wie definieren die Pflegebedürftigen und ihre Angehörigen ihrer eigenen persönlichen Kultur?
  – Wo fühlen sie sich zugehörig und wie begründen sie dies?
  – Welche persönlichen Einstellungen gibt es, die Auswirkungen auf die Pflege haben?
  – Welche Normen bzw. Werte sind bedeutsam, die Auswirkungen auf die Pflege haben?
  – Welche Rituale und Praktiken werden gepflegt, die Auswirkungen auf die Pflege haben?
  – Welche Rollenbilder bestehen, die Auswirkungen auf die Pflege haben?
  – Welche Ernährungsgewohnheiten sind zu berücksichtigen, die Auswirkungen auf die
    Pflege haben?
  – Welche sozialen Kontakte sind bedeutsam?

– **Persönliche Situation und Rahmenbedingungen**
  – Wie ist die persönliche Wohnsituation?
  – Wie ist die berufliche Situation?
  – Wie ist die finanzielle Situation?

– **Kommunikation**
  – Welche Sprache ist die Muttersprache?
  – Welche weiteren Sprachkenntnisse sind vorhanden?
  – Wie sind die Lese- und Schreibfähigkeiten?
  – Welche Rollenbilder sind im bei der Gestaltung der Pflege relevant?
  – Welche Erfahrungen wurden in Zusammenhang mit Kommunikation bisher gemacht?
  – Welche Wünsche und Erwartungen sind vorhanden?

Evaluationsbogen vor Beginn der Schulung für pflegende Angehörige	Seite 1

Liebe Teilnehmerin, lieber Teilnehmer,
da die Schulung, an der Sie teilnehmen, neu ist, sind wir an Ihrer Meinung interessiert. Darum möchten
wir Sie bitten, die folgende Frage zu beantworten.
Tragen Sie bitte oben in die Kästchen Ohr persönliches Kürzel ein.
Vielen Dank für Ihre Mitarbeit!

Welche Erwartungen/Wünsche haben Sie an die Schulung?

_____

_____

_____

_____

_____

_____

_____

_____

_____

_____

_____

Vielen Dank für Ihre Mühe!

Evaluationsbogen nach jedem Schulungstermin für pflegende Angehörige	Seite 1

Liebe Teilnehmerin, lieber Teilnehmer,

da die Schulung, an der Sie teilnehmen, neu ist, sind wir an Ihrer Meinung interessiert. Darum möchten wir Sie bitten, die folgenden Fragen zu beantworten. Damit helfen Sie uns, die Schulung zu verbessern. Tragen Sie bitte oben in die Kästchen Ihr persönliches Kürzel ein.

Vielen Dank für Ihre Mitarbeit!

War der Inhalt der heutigen Schulung für Sie nachvollziehbar bzw. verständlich?

1. **Würden Sie die Schulung weiterempfehlen?**

   Ja ☐   Nein ☐   Keine Angabe ☐

2. **Kennen Sie andere Menschen, denen der Inhalt der Schulung auch helfen würde?**

   Ja ☐   Nein ☐   Keine Angabe ☐

3. **Pflegen Sie jemanden zu Hause?**

   Ja ☐   Nein ☐   Keine Angabe ☐

4. **Wenn ja ⇨ Fühlen Sie sich durch die heutige Schulung sicherer im Umgang mit Ihrem Angehörigen?**

5. **Haben Sie weitere Anmerkungen zur heutigen Schulung? Wenn ja, welche?**

Was fanden Sie besonders hilfreich?

_____

_____

Was fanden Sie überflüssig?

_____

_____

Vielen Dank für Ihre Mühe!

Serviceteil

Evaluationsbogen zum Ende der Schulung für pflegende Angehörige	Seite 1

Liebe Teilnehmerin/lieber Teilnehmer,

da die Schulung, an der Sie teilnehmen, neu ist, sind wir an Ihrer Meinung interessiert. Darum möchten wir Sie bitten, die folgenden zwei Fragen zu beantworten.

Tragen Sie bitte oben in die Kästchen ihr persönliches Kürzel ein.

Vielen Dank für Ihre Mitarbeit!

1. Welche Erwartungen/Wünsche an die Schulung sind erfüllt worden?

_____

_____

_____

_____

_____

_____

2. Welche Erwartungen/Wünsche sind offen geblieben? Gibt es etwas, was Ihnen gefehlt hat?

_____

_____

_____

_____

_____

_____

Vielen Dank für Ihre Mühe!

Printed by Printforce, the Netherlands